1日1回!

# 目がどんどんよくなる
# まちがい探し



青春出版社

# この「まちがい探し」なら楽しみながら、視力が回復する！

ショッピング、友達とのやりとり、旅行の計画や仕事まで……スマホやパソコンがあれば、何でもできる時代になりました。

便利になった反面、スマホやパソコンの画面を見続ける時間が増え、目を酷使することが増えたのも事実です。「昔より目が悪くなった」と感じている方も多いでしょう。

目は一度でも悪くなると治らないと思う方が多いようです。いいえ、そんなことはありません。適切なトレーニングによって、視力を回復させることは十分に可能です。

目には、眼球を上下左右に動かす「6種類の眼筋」と、目のピントを合わせる機能を持つ「毛様体筋《もうようたいきん》」という、合わせて7種類の筋肉があります。

実は、これらの筋肉の衰えが視力低下の大きな原因です。

つまり、これらの筋肉を自分で動かし、鍛えることさえできれば、視力を回復させることは何歳からでもできるのです。本書では、その「眼筋を動かし、鍛えるトレーニング法」を紹介していきます。

とはいえ、いくら目によくても「つまらない方法」では続かないでしょう。続かなければ、視力回復効果は十分に得られません。

そこで本書では、トレーニングをすべて「まちがい探し」でできるように、構成しました。まちがい探しですから、トレーニング感は感じないはず。また、本書のまちがい探しでは、右脳（図形や景色の高速判断能力）の鍛錬と脳の老化防止も期待できます。

一人で挑戦しても、家族と競いながらやってみても、構いません。ぜひ、肩の力を抜いて楽しんでみてください。毎日ずっと続けているうちに、いつの間にか目がよくなっているはずです。

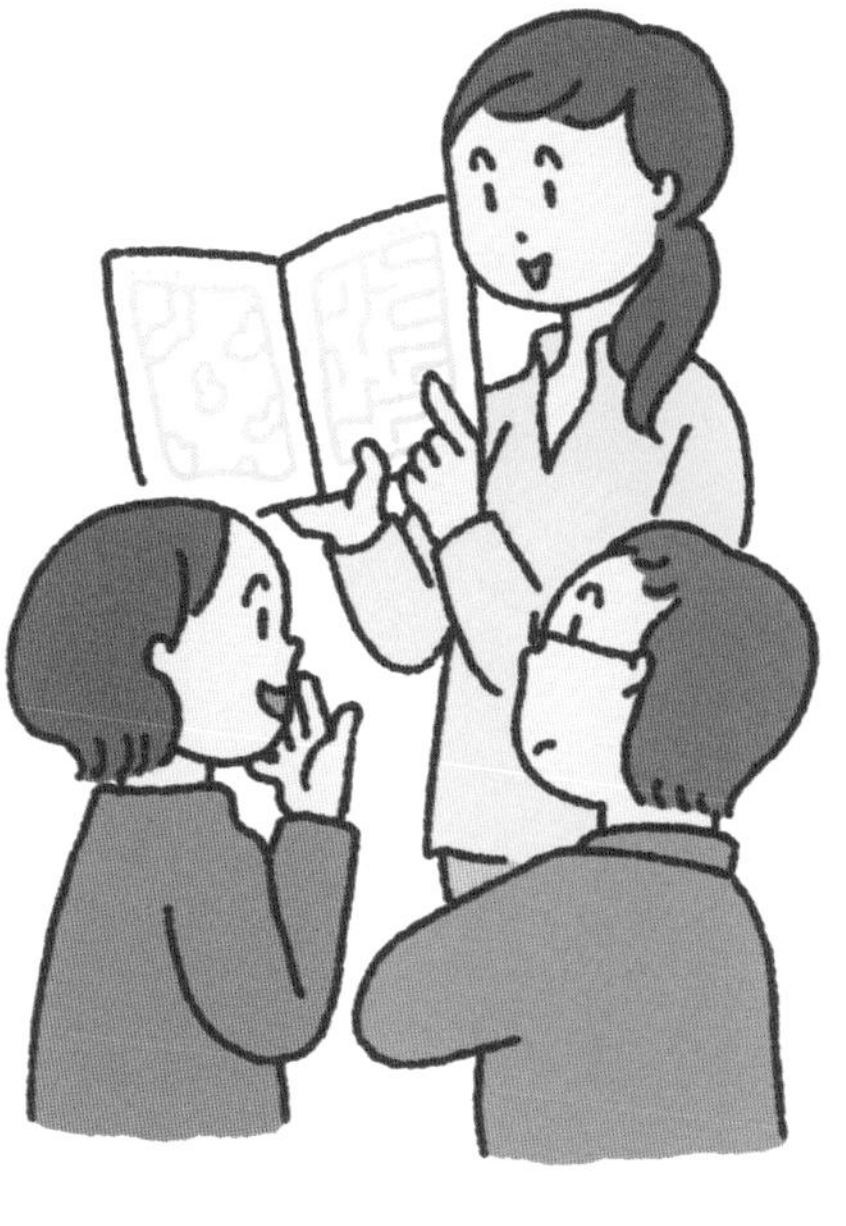

# なぜ、まちがい探しで目がよくなるの？

## 眼球を動かす6つの「眼筋」

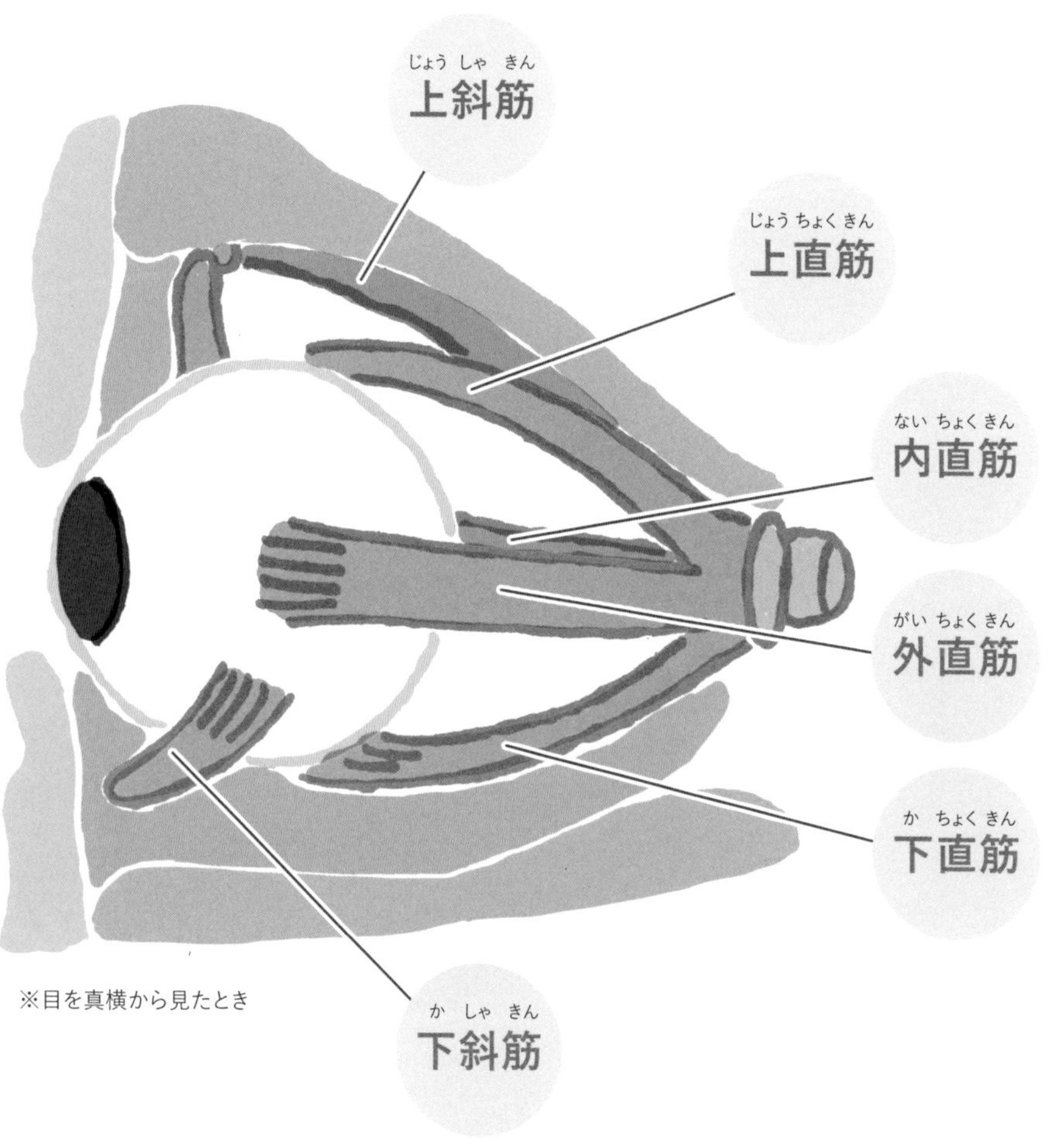

※目を真横から見たとき

なぜ、まちがい探しで目がよくなるのか。その理由を、順を追って説明していきましょう。

　物を見るときの仕組みは、目を「カメラ」に例えるとよくわかります。レンズに相当するのが「水晶体」。水晶体の厚みを調節するのが「毛様体筋」です。毛様体筋が動いて水晶体の厚みを変え、フィルムである「網膜《もうまく》」で焦点が合うと、そこにはっきりとした絵が映ります。これが電気信号として脳に届くことで、「物が見える」のです。

　しかし、いくらしっかりピントが合っていても、眼球が動かなければ、さまざまな場所にあるものをスムーズに見ることができません。

　眼球を動かす役割をするのが、眼球にくっついている６つの眼筋（内直筋、外直筋、上

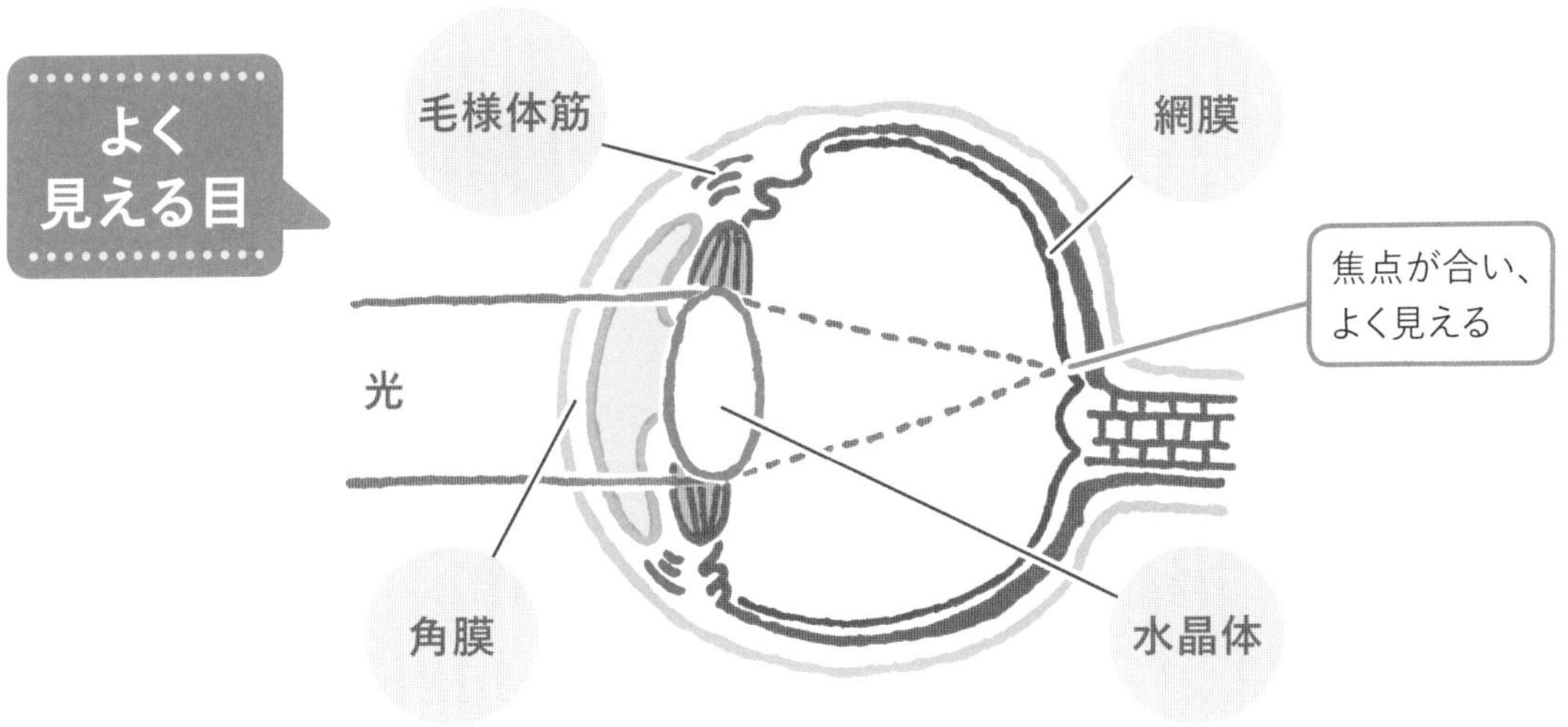
よく見える目
毛様体筋
網膜
焦点が合い、よく見える
光
角膜
水晶体

## 近視

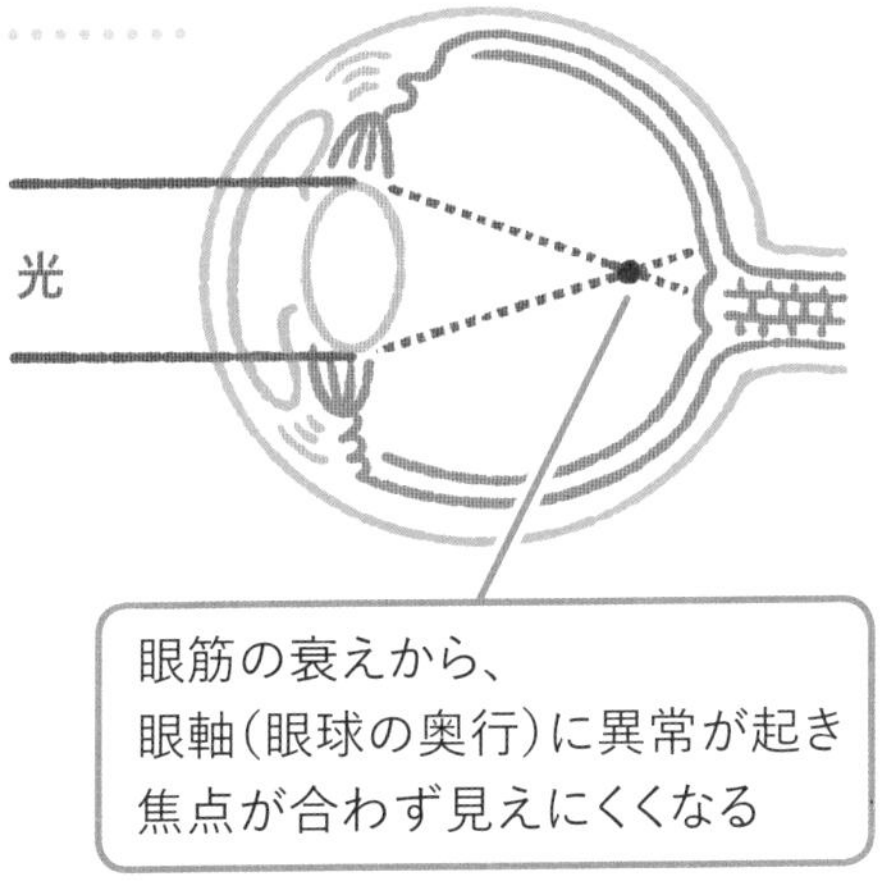
光
眼筋の衰えから、
眼軸（眼球の奥行）に異常が起き
焦点が合わず見えにくくなる

## 老眼

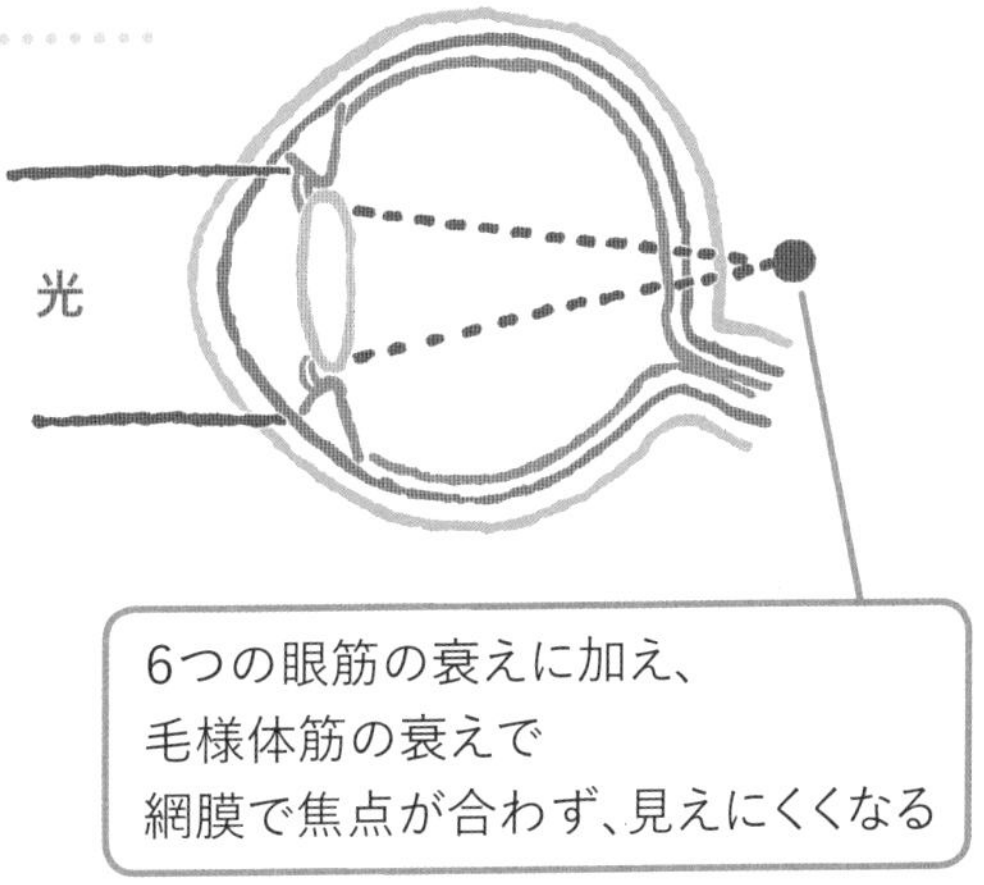
光
6つの眼筋の衰えに加え、
毛様体筋の衰えで
網膜で焦点が合わず、見えにくくなる

直筋、下直筋、上斜筋、下斜筋）です。

これらの眼筋の働きによって、私たちの目は四方八方に動いています。

この眼筋は、手足の筋肉と同様に使われないと衰えていきます。

眼筋の「筋肉衰弱」が起こると、眼球にゆがみが生じ、網膜で焦点がうまく合わなくなります。この結果、近視や遠視、老眼、乱視、斜視になるのです。

この衰えた眼筋を鍛えるには、とにかく、眼筋を動かすことが大切。

腹筋や背筋などと同様に、しっかり動かし使って「目の筋肉の筋トレ」をすることで、眼球のゆがみも少しずつ矯正され、視力も回復していきます。

本書で紹介するまちがい探しは眼筋をしっかり動かし、鍛えられるようにできています。

そのため、楽しみながら取り組むことで、自然と視力が回復していくのです。

# このまちがい探しなら、視野が広がり記憶力もアップする！

「視野の狭まり」が日常生活に
大きな影響を与えることも…！

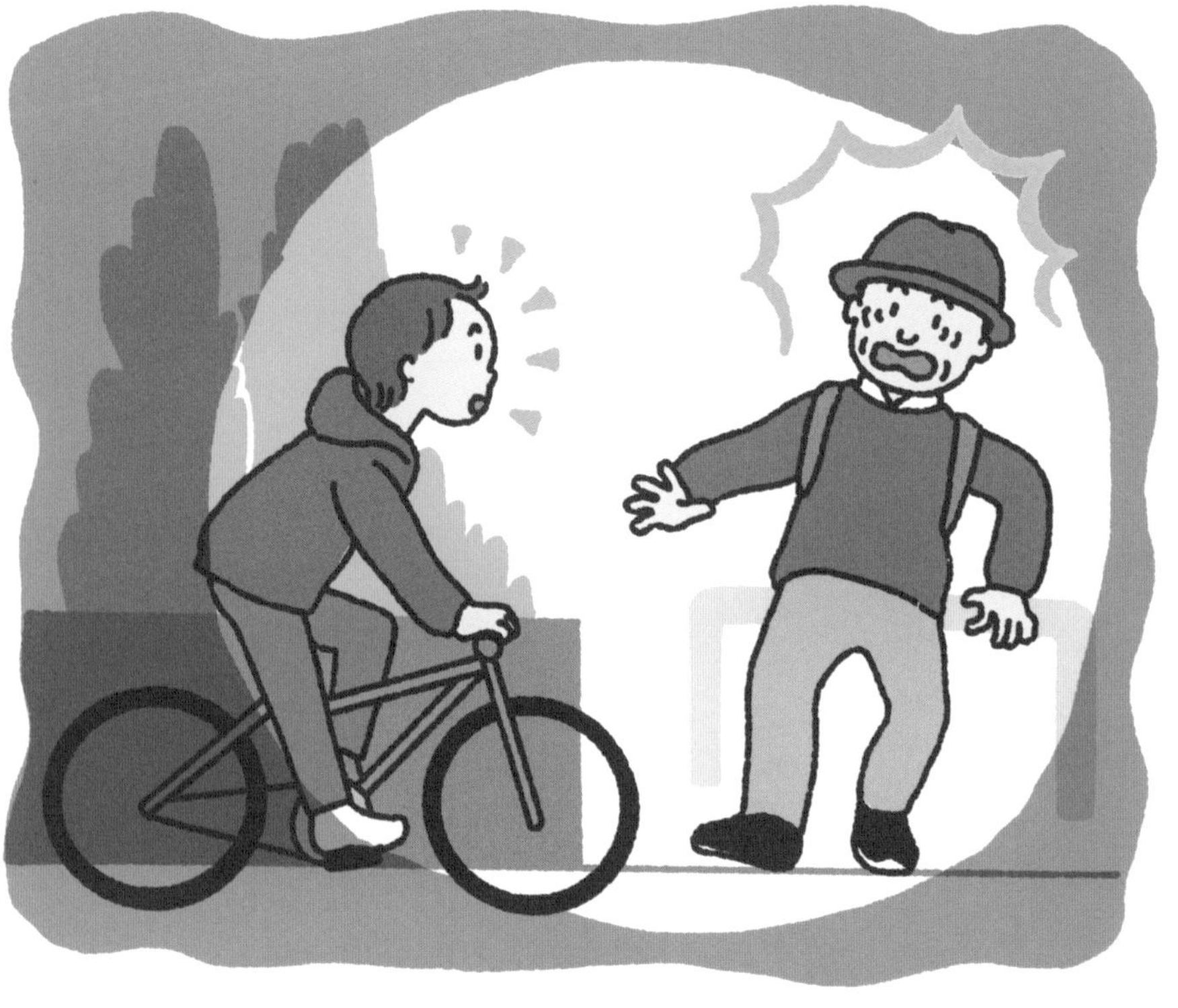

「よく見える」ようになるために大切なのは、〝はっきり見えること〟だけではありません。視野を広げることも視力回復にとって重要です。

実は、私たちの視野は年々少しずつ狭くなっています。加齢に伴い、目の瞳孔《どうこう》の広がりや動きが悪くなるためです。

また、視野が狭くなる理由は加齢だけではありません。普段、スマホやパソコンの画面など狭い範囲ばかり見続けている私たちは、目で見えている全領域を情報として使えず、すぐ目の前の「ごく狭い範囲」しか意識できなくなっています。つまり、「網膜には映像として映っていても、それを意識的に見ていない」状態に陥っているのです。

「視野が狭くても、必要なところだけ見えていれば問題ないのでは？」と思う方もいるか

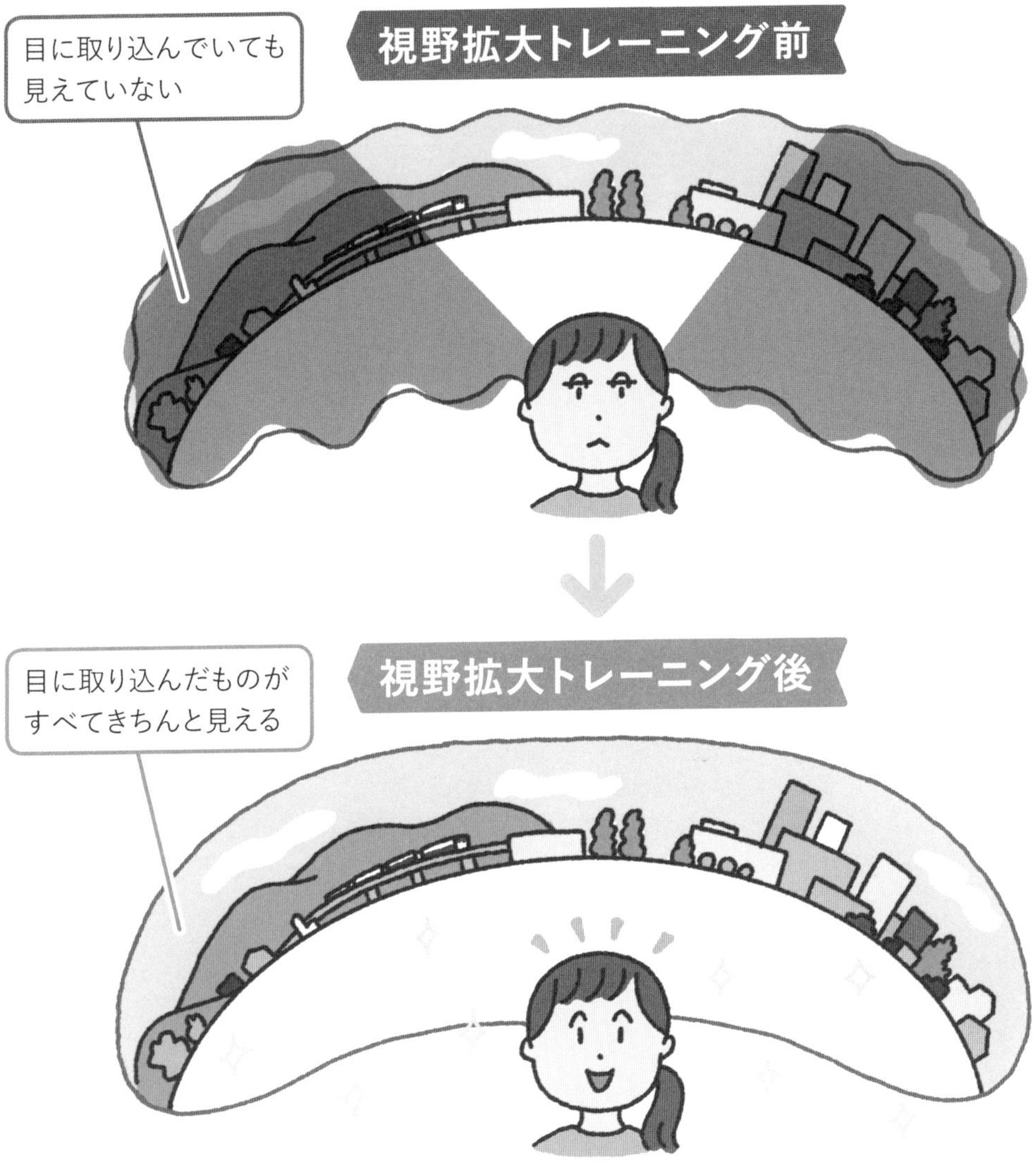
視野拡大トレーニング前
目に取り込んでいても見えていない
視野拡大トレーニング後
目に取り込んだものがすべてきちんと見える

もしれません。

しかし、視野が狭いと、物を落としたのに気づかなかったり、仕事などのミスにつながったり、あまり考えたくないことですが、歩行中に横からきた車に気づかないで事故に巻き込まれる可能性もあります。視野が狭くて、よいことはないのです。

この視野の狭まりはメガネやコンタクトレンズでは矯正できないので、自分で意識的に改善するよりほかありません。

本書のまちがい探しでは、視野を広げる「視野拡大トレーニング」もできるようになっています。毎日続ければ、目で見ているものをそのとおり脳も見ている状態に近づけることもできるでしょう。

また、視力だけでなく「記憶力」も刺激できるようにまちがい探しを構成したので、目だけでなく脳にもよい刺激を与えられ、記憶力改善にも一定の効果がのぞめます。

# 本書のまちがい探しのルール

まちがい探しを行うときには、❶か❷のどちらかのやり方で行いましょう。１枚の絵をじーっと見続けたり、細かい箇所をしげしげと見るやり方でまちがいを探すと、視野が狭まり、視力回復効果がのぞめません。

## やり方❶ 絵を4ブロックに分け、視線を高速で移動させながら、まちがいを見つける

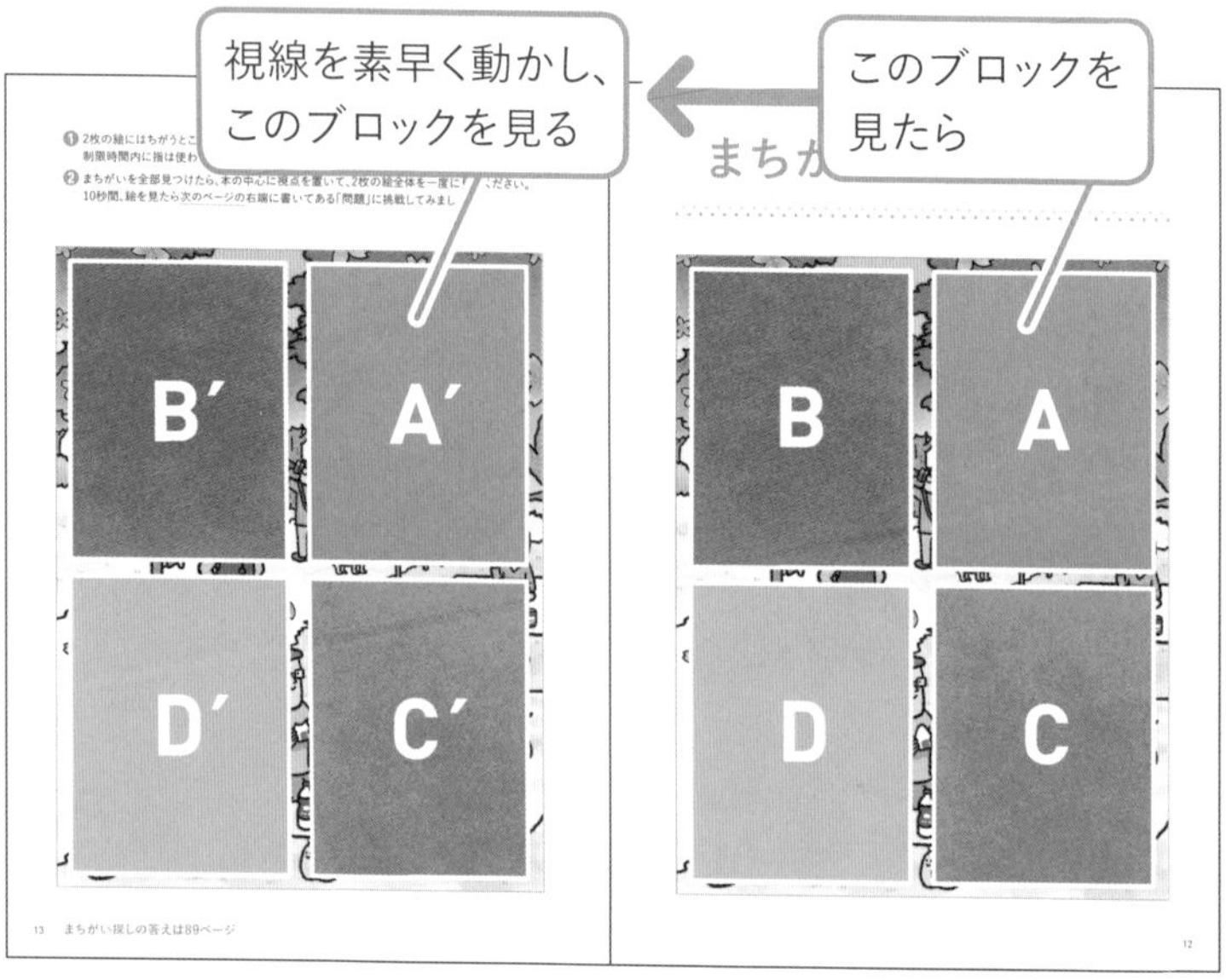
このブロックを見たら
視線を素早く動かし、このブロックを見る
A
B
C
D
A′
B′
C′
D′

イラストを4ブロックに区切って、Aブロックを見たら、もう1枚の絵のA′ブロック、Bブロックを見たらB′ブロック……というように、視線をできるだけ高速で移動させて、まちがいを探してみましょう。視線を早く動かすことで眼筋トレーニングを効果的に行えます。また、下のやり方❷「ページ全体を一気に見る」がうまくできない方は、この4ブロックに分けて見る方法から始め、4ブロックでできるようになったら、2ブロックで……と、少しずつブロックを減らし、最終的にページ全体を見るようにするのがおすすめです。

## やり方❷ 細部をじっくり見ずに、ページ全体を一気に見てまちがいを見つける

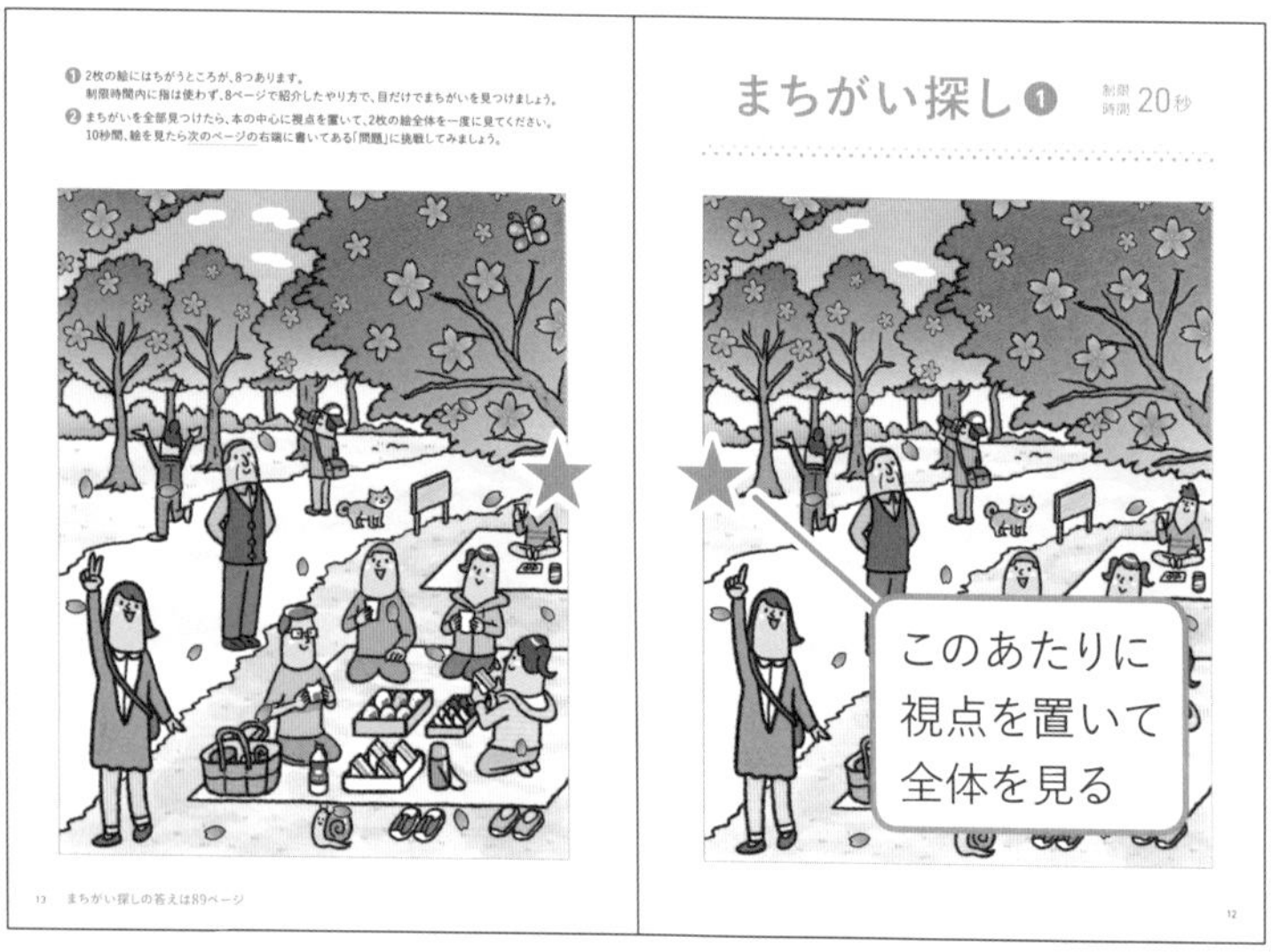
まちがい探し❶ 制限時間 20秒
このあたりに視点を置いて全体を見る

ページ全体を見てまちがいを見つけようとすることで、視野拡大トレーニングができます。慣れないと難しいかもしれませんが、上の画像の★マークのあたりに漠然と視線を置きつつ、★の少し前に焦点を合わせてイラスト2枚を見ることで、全体をほぼ均等に視野に入れられるはずです。実際のまちがい探しページには、★マークはないので、ここで「このあたり」という感覚をつかんでおきましょう。

# 目がよくなるまちがい探し　何でもQ&A

## Q どのまちがい探しから始めればいいの？

**A** どれから始めてもOK。1日1回以上、好きなまちがい探しを1問以上解くと、効果的です。2枚の絵を見比べて、指定された数だけまちがいを探す「シンプルなまちがい探し」がメインですが、脳内で画像を反転させてまちがいを見つけるもの、全部同じように見える絵の中から「見本と同じもの」を探す「同じもの探し」など、さまざまなまちがい探しがあるので、「面白そう！」と感じたものから、遊んでみてください。

## Q 眼鏡・コンタクトレンズはつけていていい？

**A** 目を動かすので、眼鏡はつけたままでコンタクトレンズは外して行いましょう。

## Q どんなときにやると効果的？

**A** 移動時間や、家事の間のちょっとした時間、テレビ番組のCMの時間など、隙間時間にこまめに行うことで、より高い効果が期待できます。

## Q 視力回復効果をより高めるにはどうしたらいい？

**A** まちがい探しの多くは制限時間が20秒ですが、提示されている制限時間よりも、できるだけ短い時間でまちがい探しをするように心がけると、視力回復効果が増します。

短い時間でまちがいを探すことを意識し、何度もまちがい探しをやってみてください。ただし、同じまちがい探しを1日に何度もやらないこと。できれば、1日間隔を空けて挑戦してみましょう。

タイムを縮めることを意識して見ると、20秒から10秒、10秒から5秒と、徐々に短い時間でまちがいを見つけられるようになり、最後にはパッと見ただけで、まちがいがわかるようになります。

このとき、視野が拡大し、視力が上がっているのはもちろん、記憶力や図形を覚える右脳の力も向上しているといえるでしょう。

# 『1日1回！ 目がどんどんよくなるまちがい探し』目次

どんどん

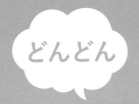

# 目がよくなる まちがい探し

# まちがい探し❶

制限時間 20秒

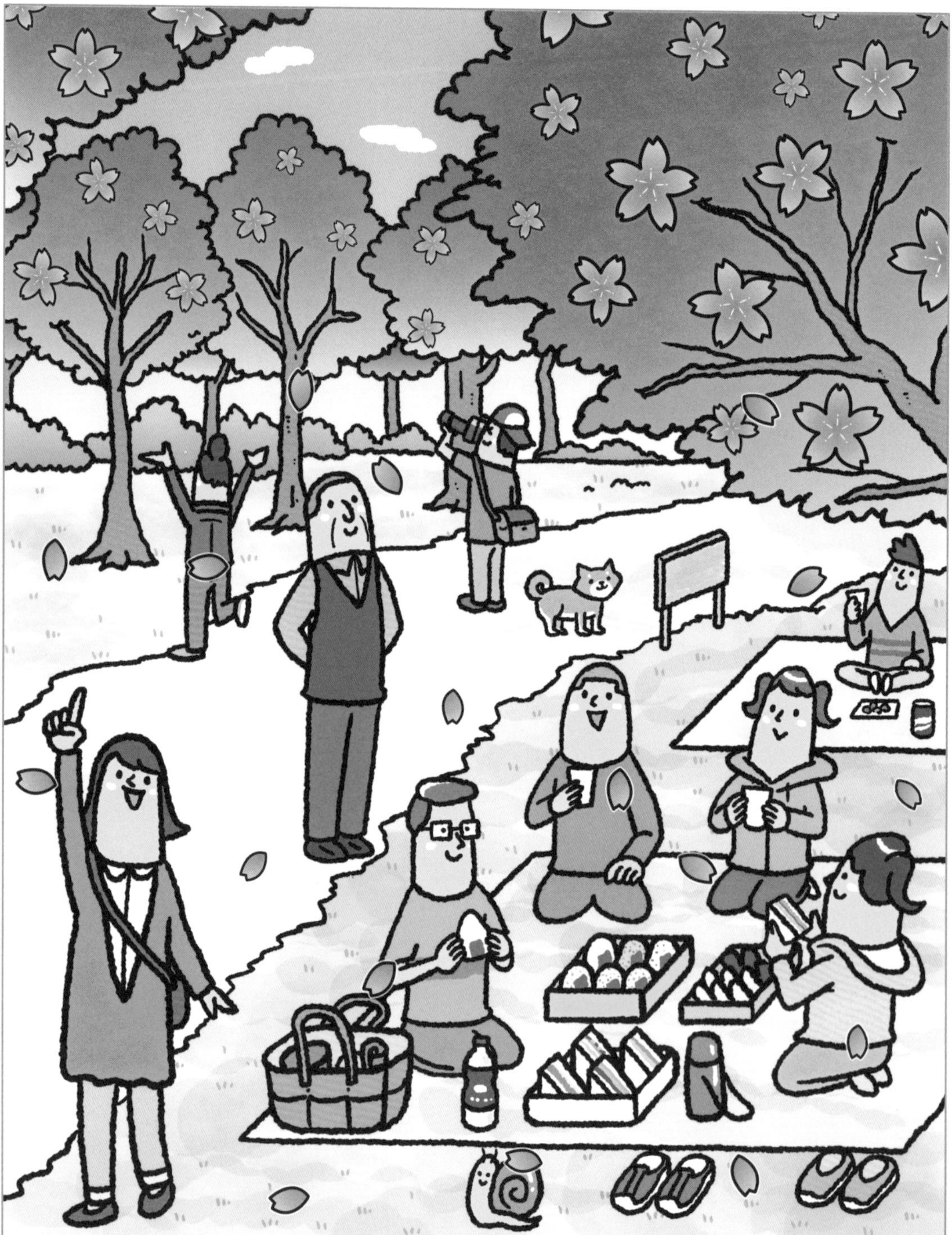

❶ 2枚の絵にはちがうところが、8つあります。
制限時間内に指は使わず、8ページで紹介したやり方で、目だけでまちがいを見つけましょう。

❷ まちがいを全部見つけたら、本の中心に視点を置いて、2枚の絵全体を一度に見てください。
10秒間、絵を見たら次のページの右端に書いてある「問題」に挑戦してみましょう。

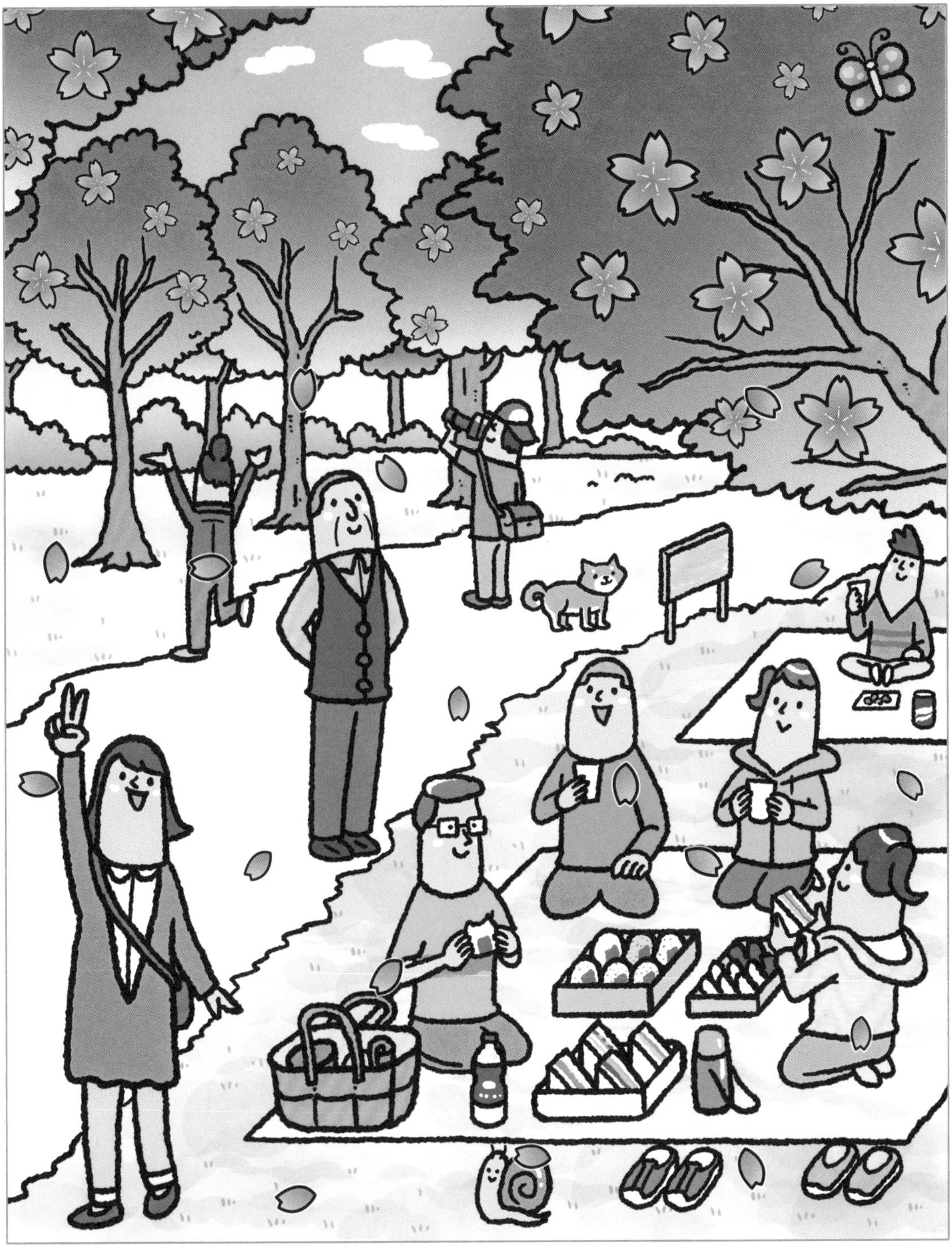



まちがい探しの答えは89ページ

# まちがい探し②

制限時間 20秒

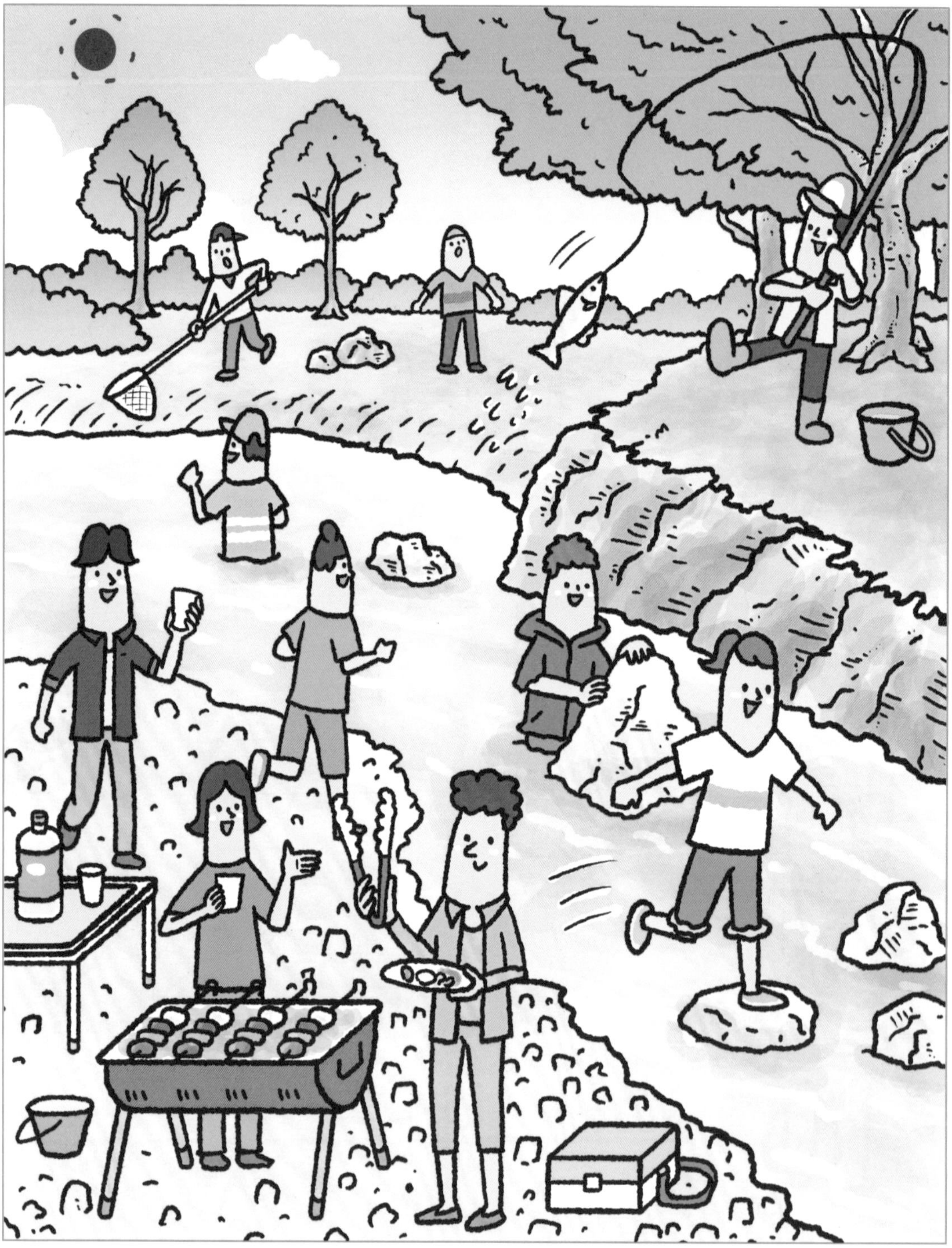

絵を見ずに答えよう！

12～13ページの問題

ピクニックシートに座っていた人は何人（1枚の絵につき）？↓

（答えは95ページ）

❶ 2枚の絵にはちがうところが、8つあります。
制限時間内に指は使わず、8ページで紹介したやり方で、目だけでまちがいを見つけましょう。

❷ まちがいを全部見つけたら、本の中心に視点を置いて、2枚の絵全体を一度に見てください。
10秒間、絵を見たら次のページの右端に書いてある「問題」に挑戦してみましょう。

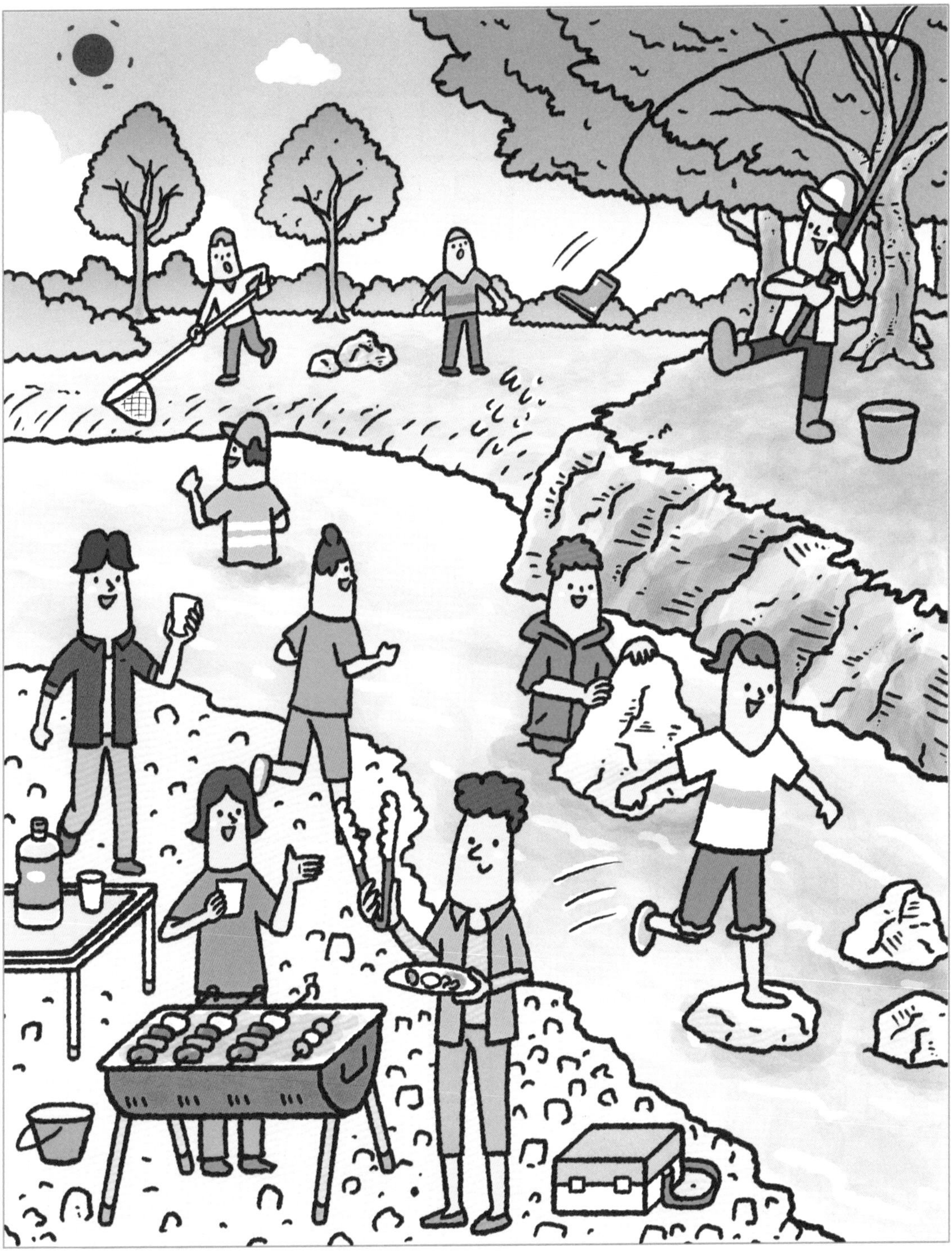


まちがい探しの答えは89ページ

# まちがい探し❸

制限時間 20秒

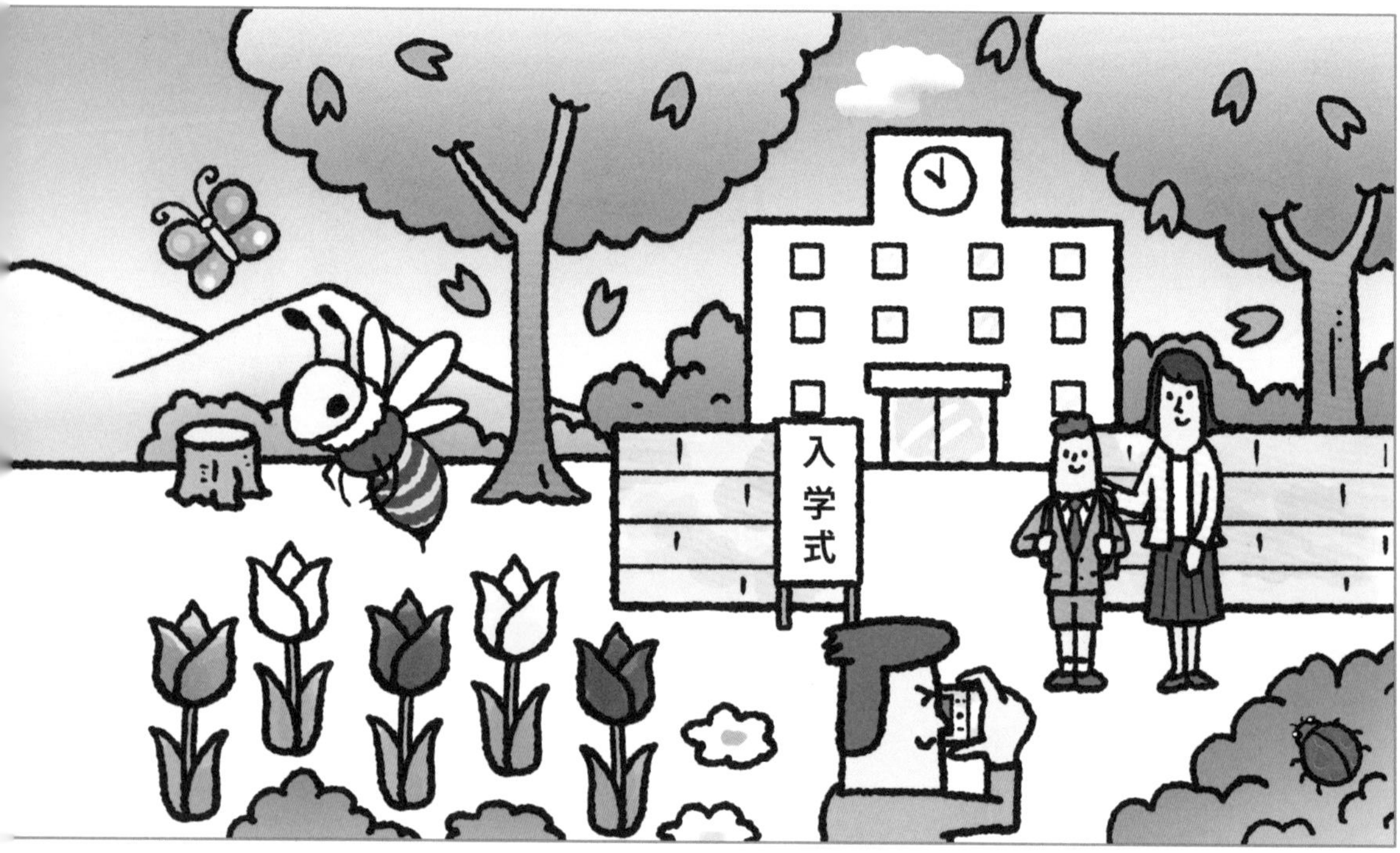


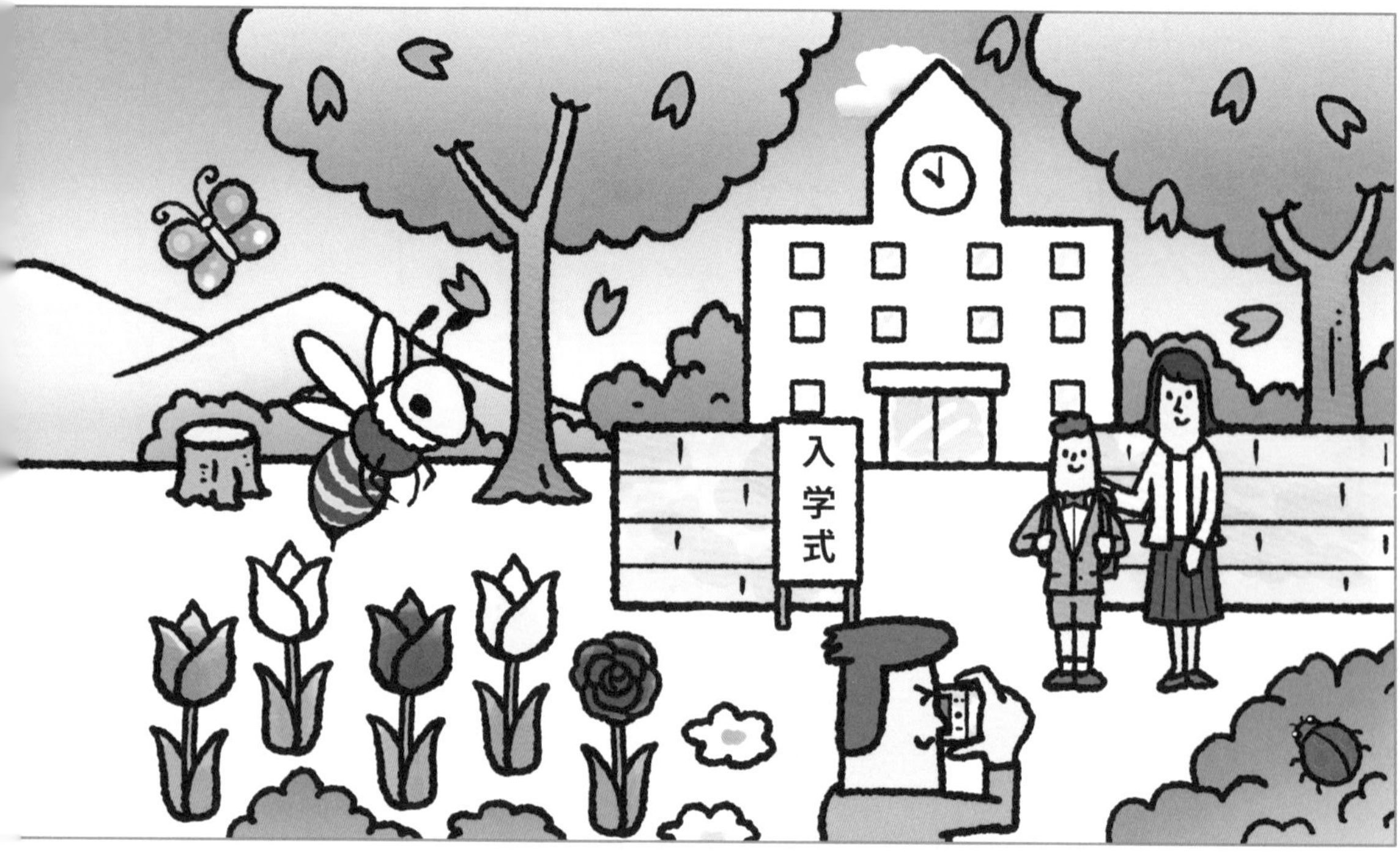


絵を見ずに答えよう！

14〜15ページの問題

帽子をかぶっていた人は何人いた（1枚の絵につき）？↓

（答えは95ページ）

❶ 2枚の絵にはちがうところが、8つあります。
制限時間内に指は使わず、8ページで紹介したやり方で、目だけでまちがいを見つけましょう。

❷ まちがいを全部見つけたら、本の中心に視点を置いて、2枚の絵全体を一度に見てください。
10秒間、絵を見たら次のページの右端に書いてある「問題」に挑戦してみましょう。

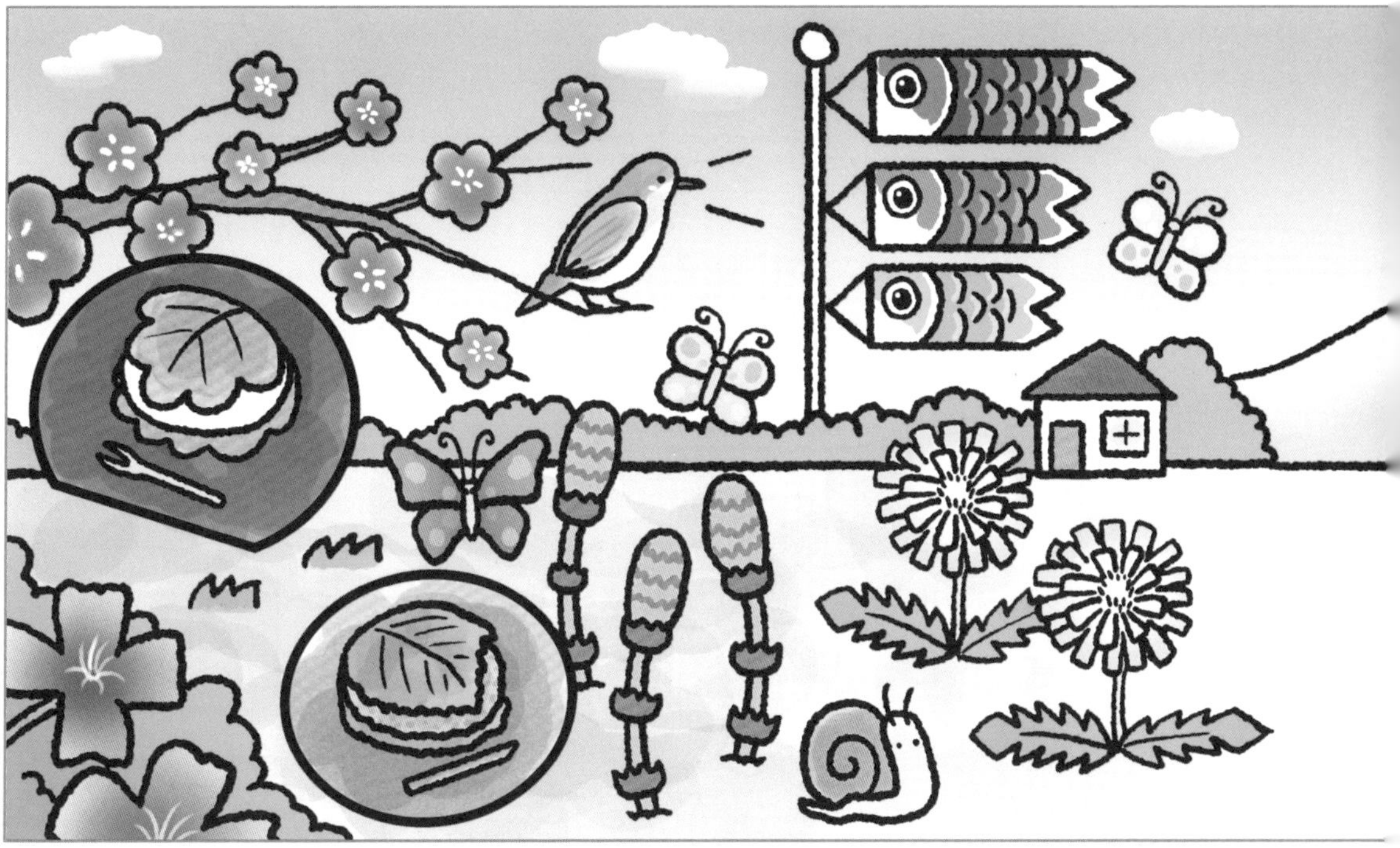

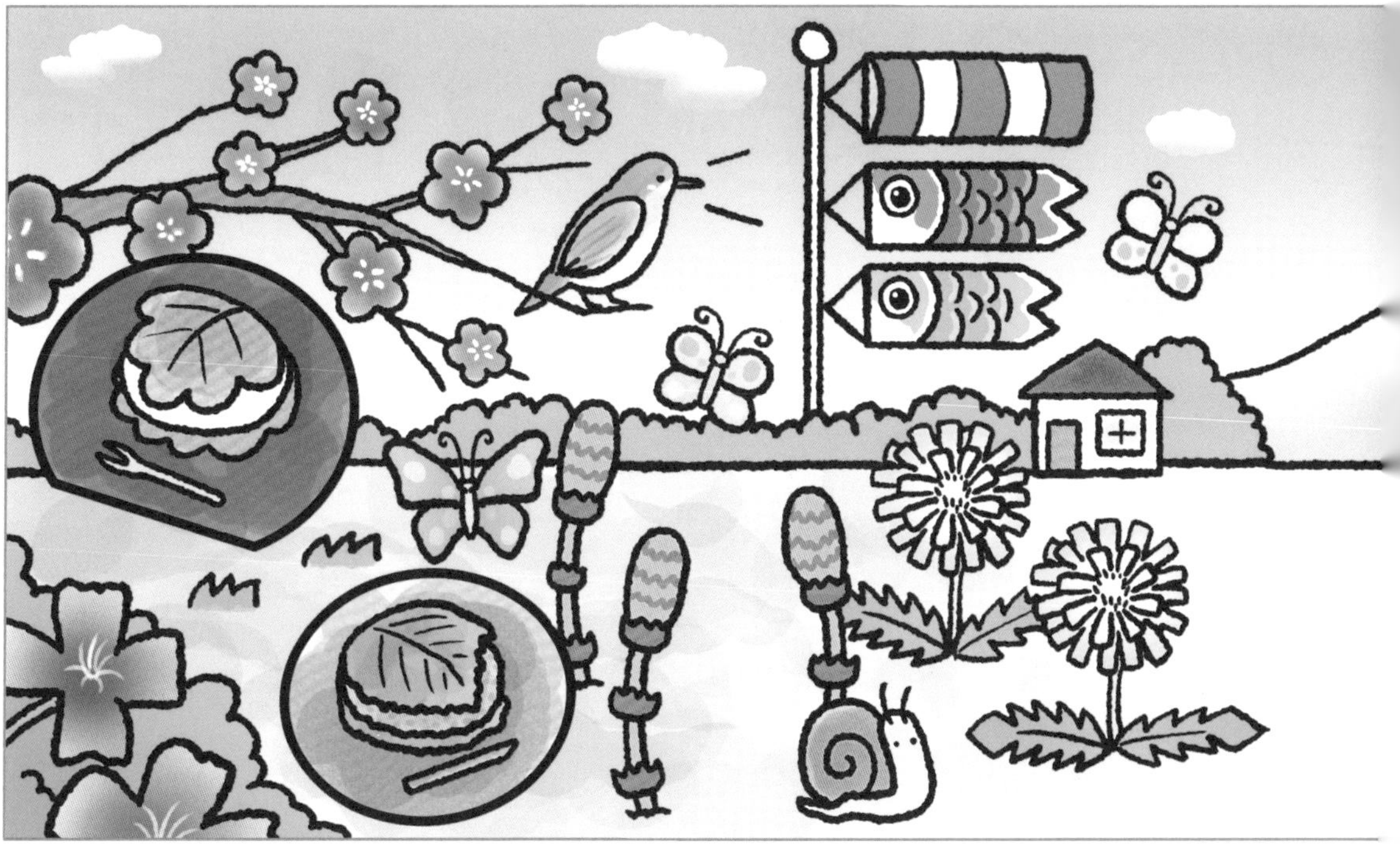


まちがい探しの答えは89ページ

# まちがい探し ❹　制限時間 20秒

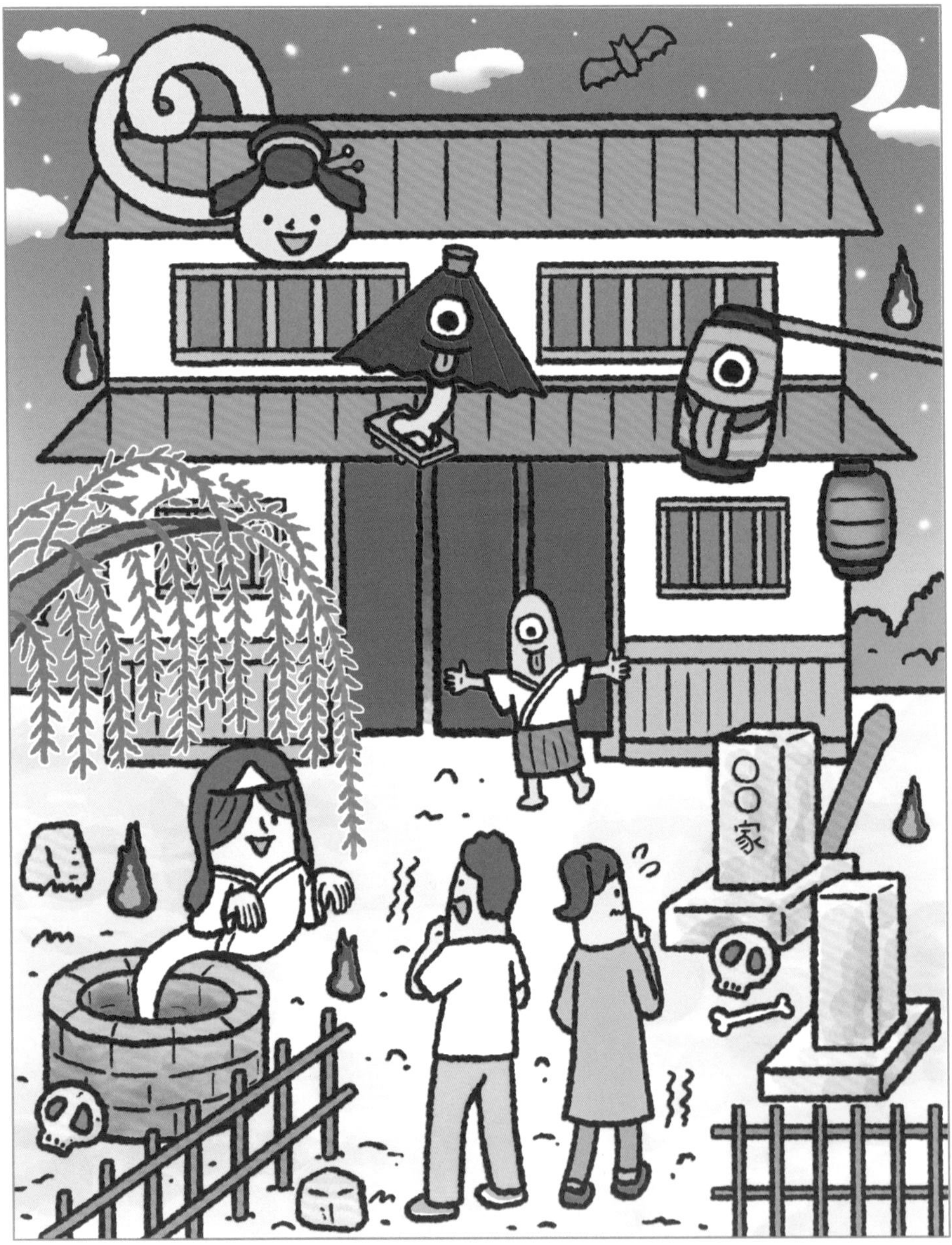


絵を見ずに答えよう！

16～17ページの問題

看板には何と書いてあった？↓

（答えは95ページ）

① 2枚の絵にはちがうところが、8つあります。
制限時間内に指は使わず、8ページで紹介したやり方で、目だけでまちがいを見つけましょう。

② まちがいを全部見つけたら、本の中心に視点を置いて、2枚の絵全体を一度に見てください。
10秒間、絵を見たら次のページの右端に書いてある「問題」に挑戦してみましょう。

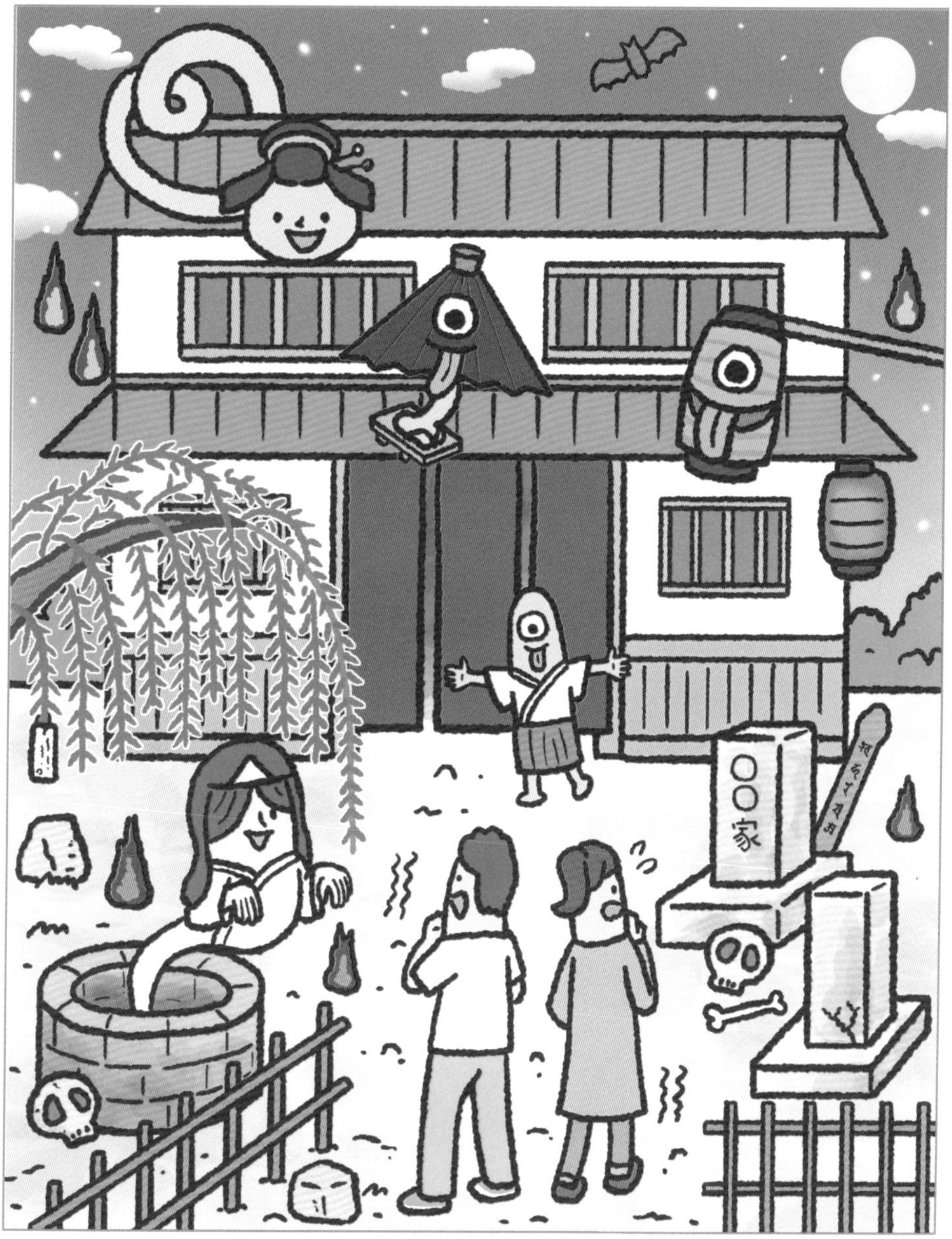



まちがい探しの答えは89ページ

# まちがい探し❺

制限時間 20秒

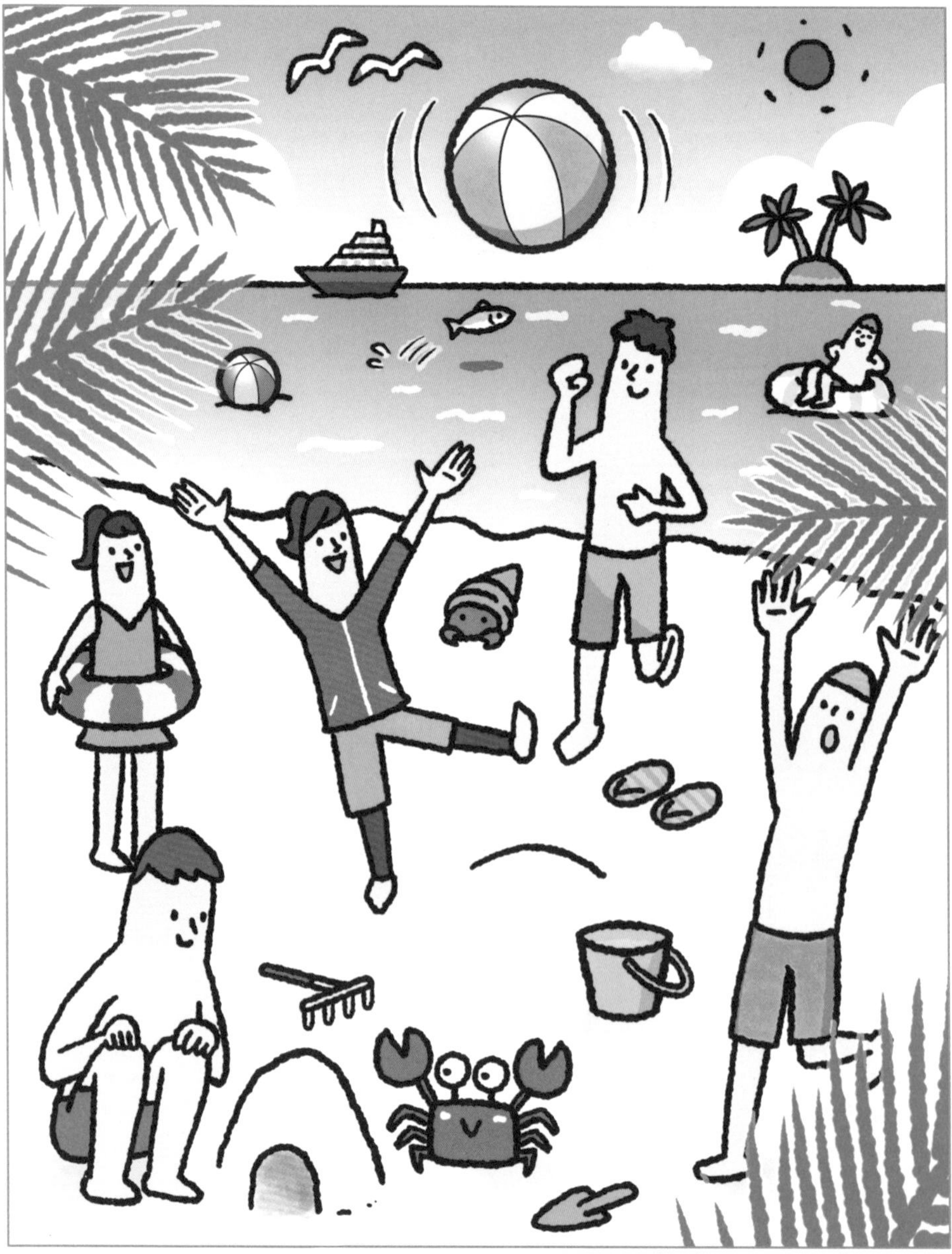

絵を見ずに答えよう！

18～19ページの問題

絵の中にこうもりはいた？↓

（答えは95ページ）

❶ 2枚の絵にはちがうところが、8つあります。
制限時間内に指は使わず、8ページで紹介したやり方で、目だけでまちがいを見つけましょう。

❷ まちがいを全部見つけたら、本の中心に視点を置いて、2枚の絵全体を一度に見てください。
10秒間、絵を見たら次のページの右端に書いてある「問題」に挑戦してみましょう。

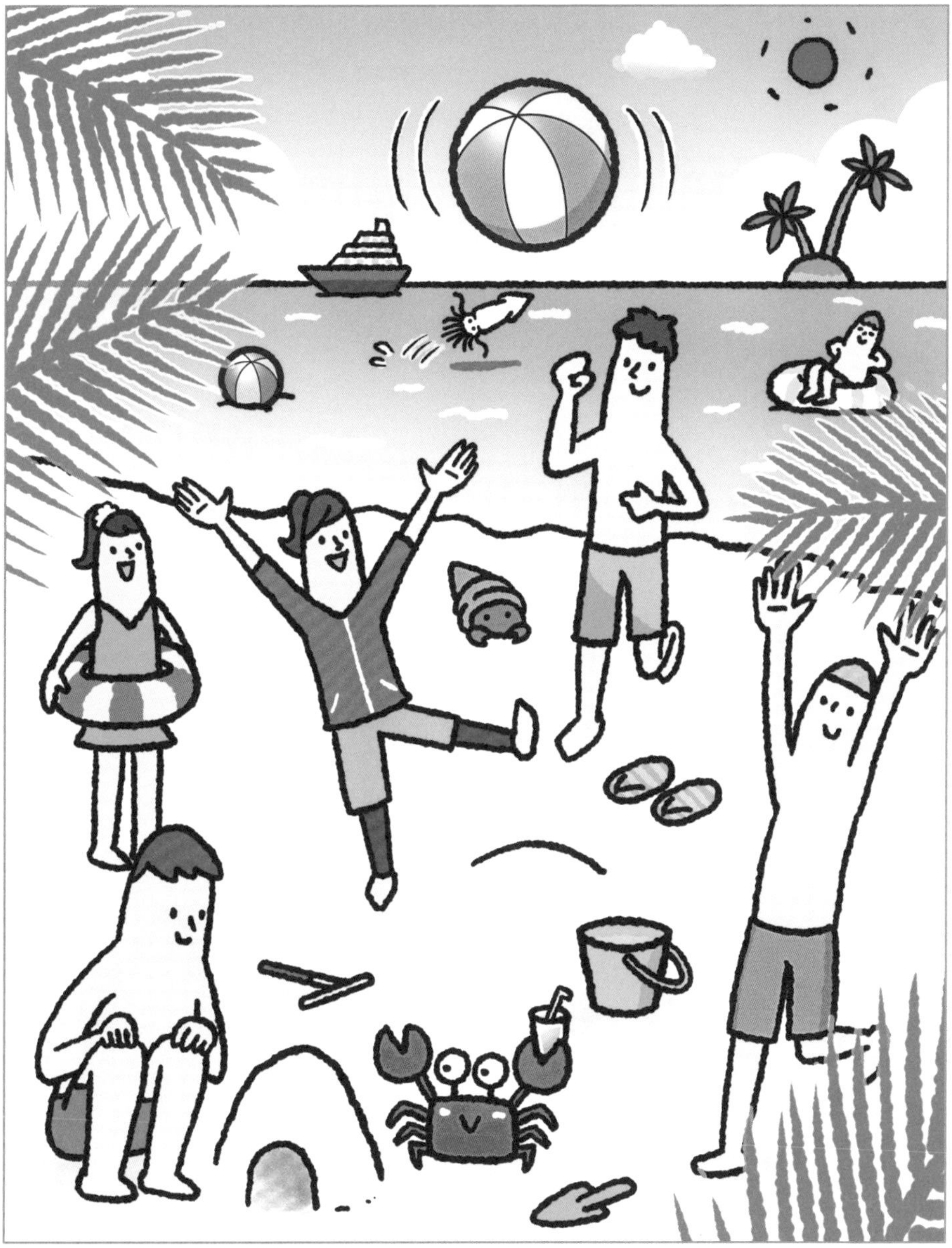

# まちがい探し 6

制限時間 40秒

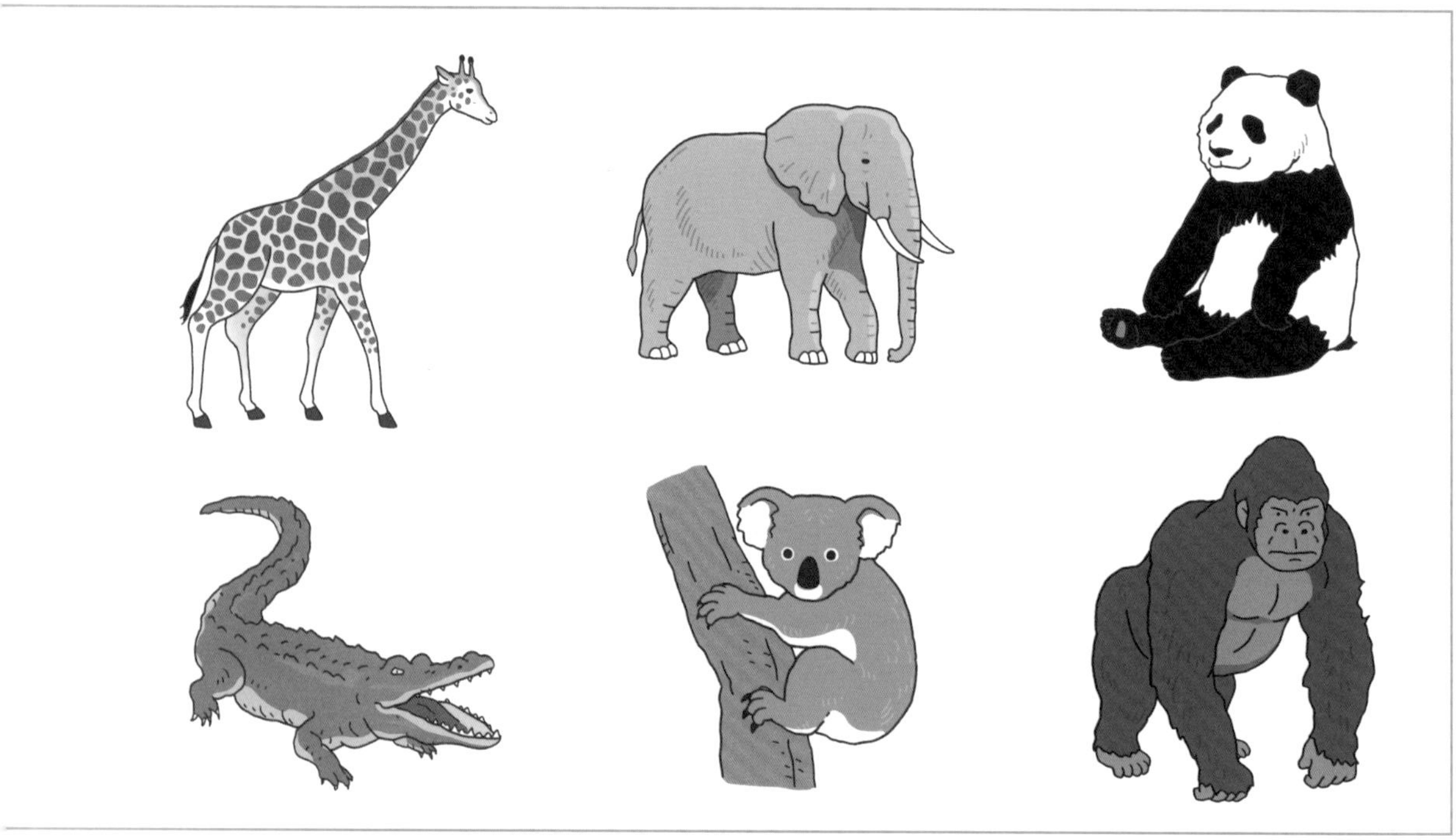

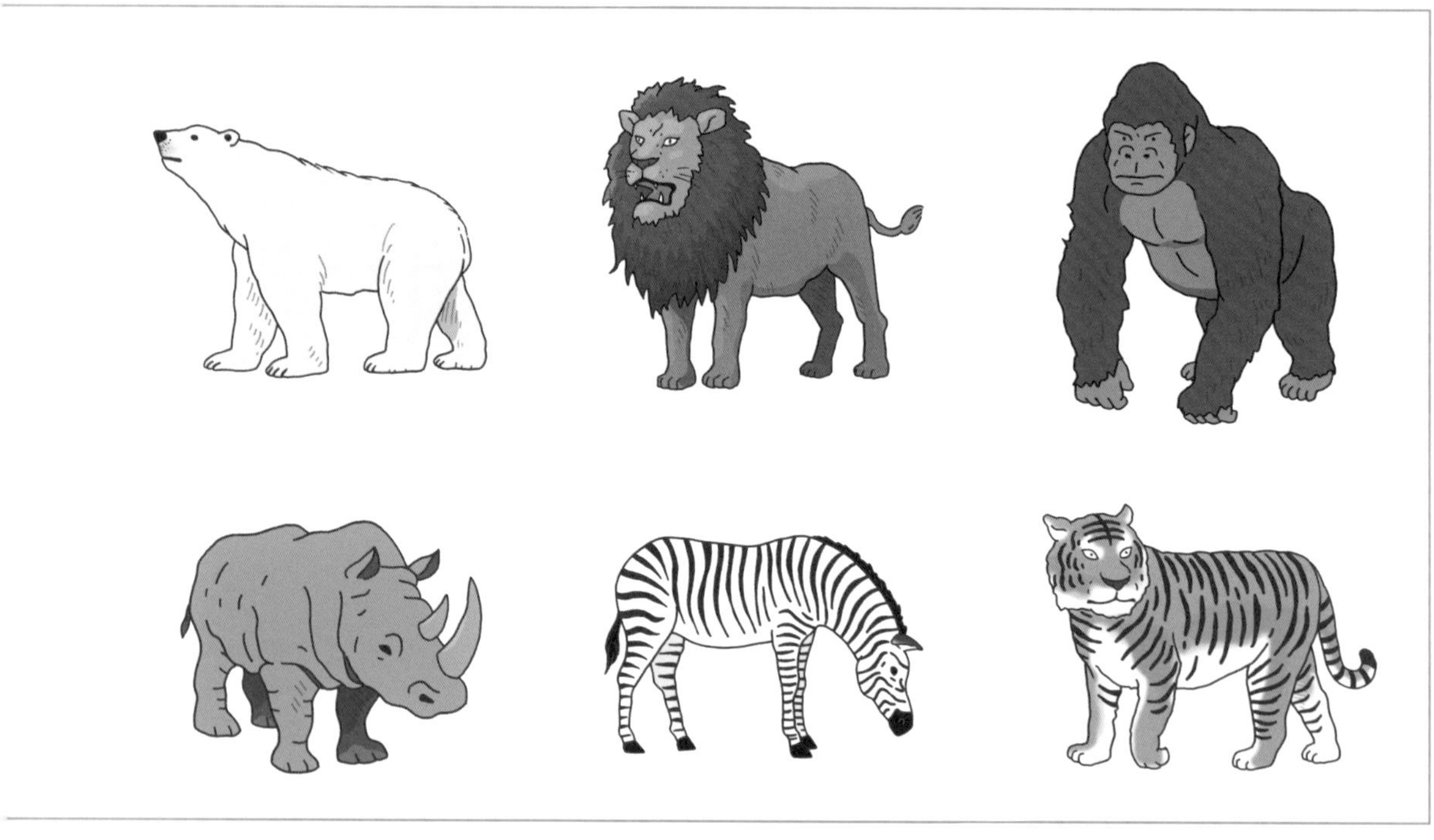

絵を見ずに答えよう！

20～21ページの問題

バケツの色は何色だった？↓

（答えは95ページ）

下の絵は上の絵を左右反転させたものです。絵を細かく1つずつ見るのではなく、
ページ全体を眺めるように見て、①と②の質問に答えましょう。
① 位置がちがっている動物が4体います。どれでしょうか。頭の中で下の画像を反転して、見比べてください。
② 絵自体がちがっている動物が2体います。どれでしょうか。
まちがいを全部見つけたら、本の中心に視点を置いて、2枚の絵全体を一度に見てください。

10秒間、絵を見たら次のページの右端に書いてある「問題」に挑戦してみましょう。

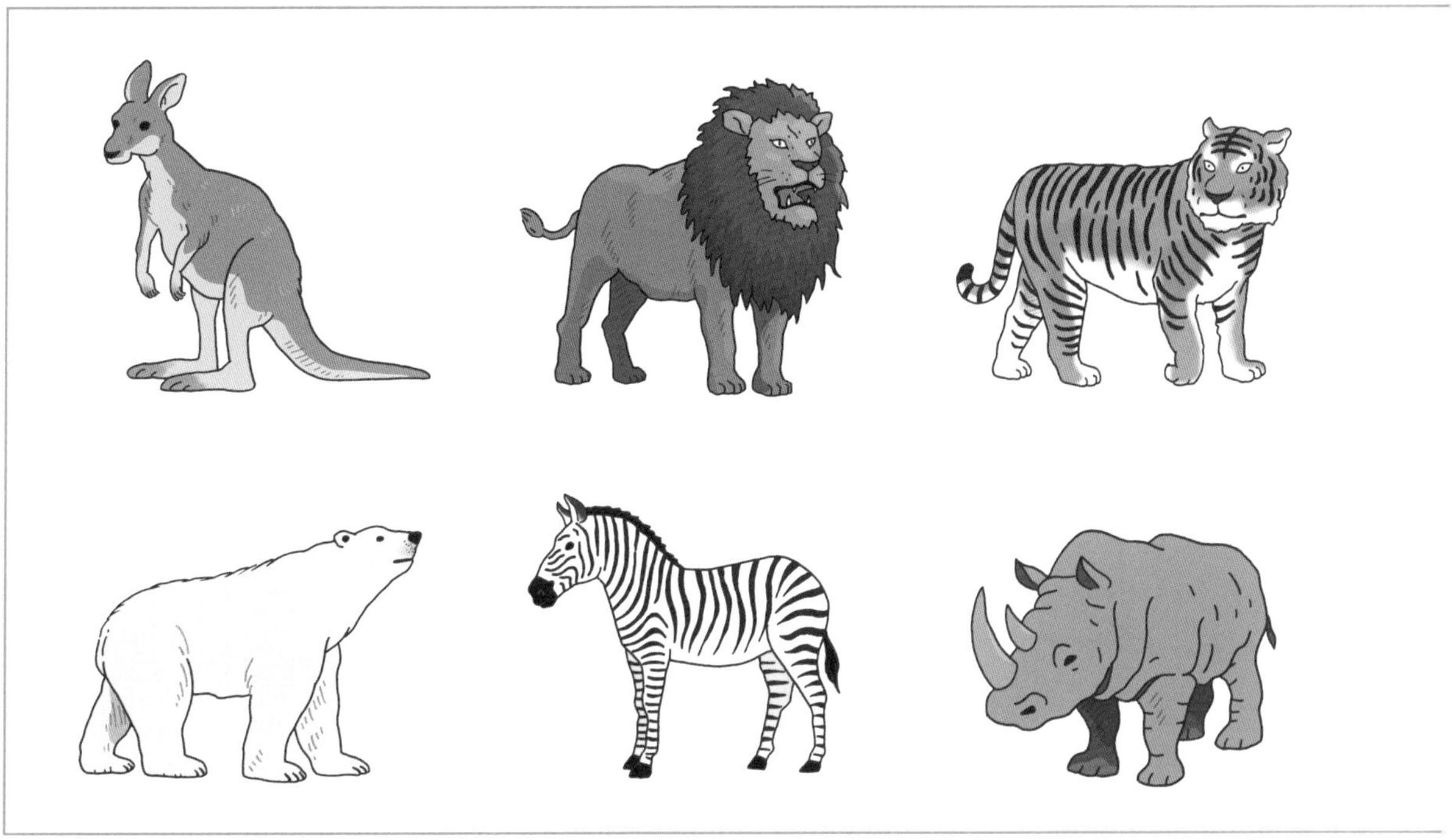

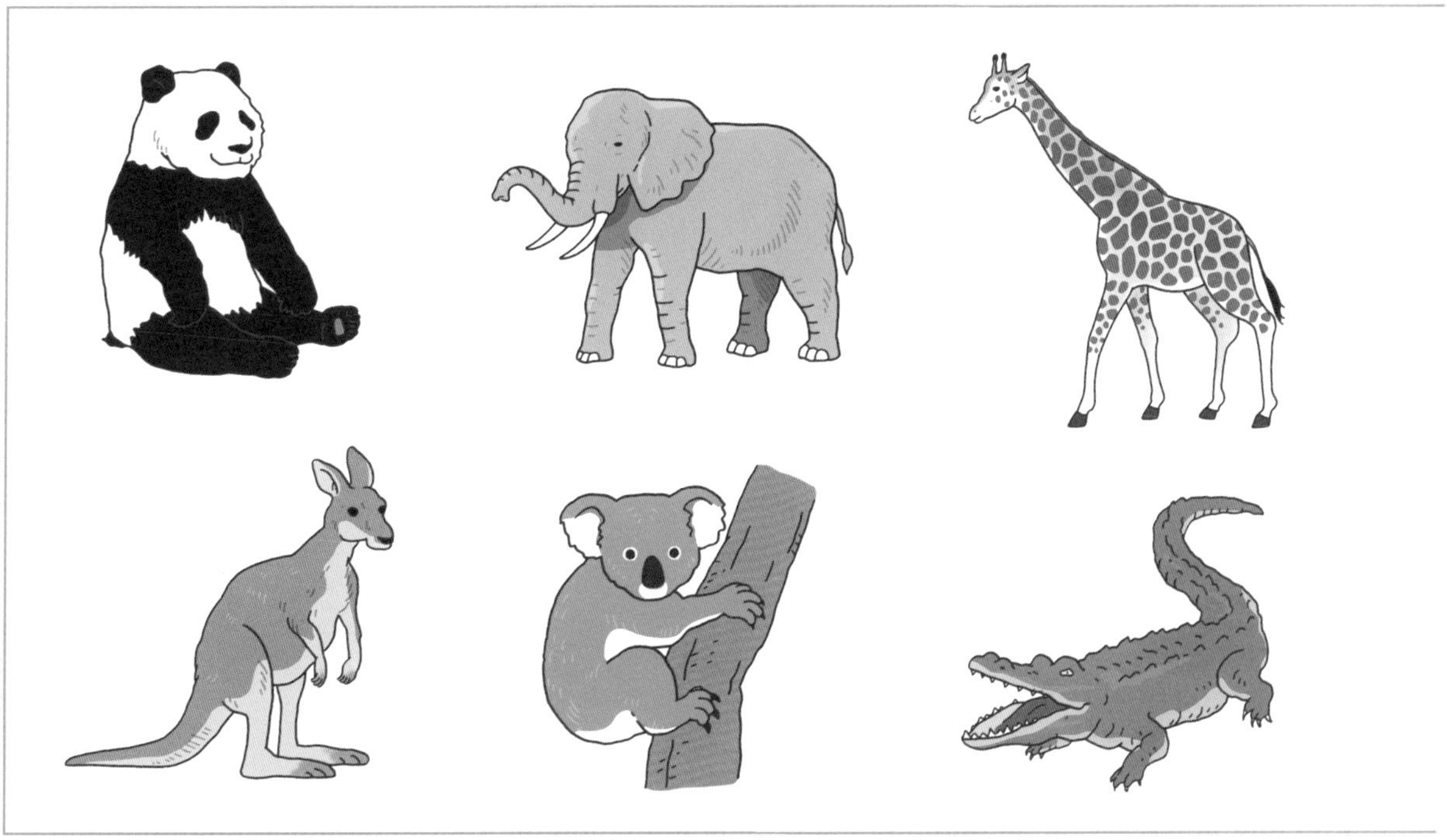


まちがい探しの答えは89ページ

# まちがい探し 7

制限時間 20秒

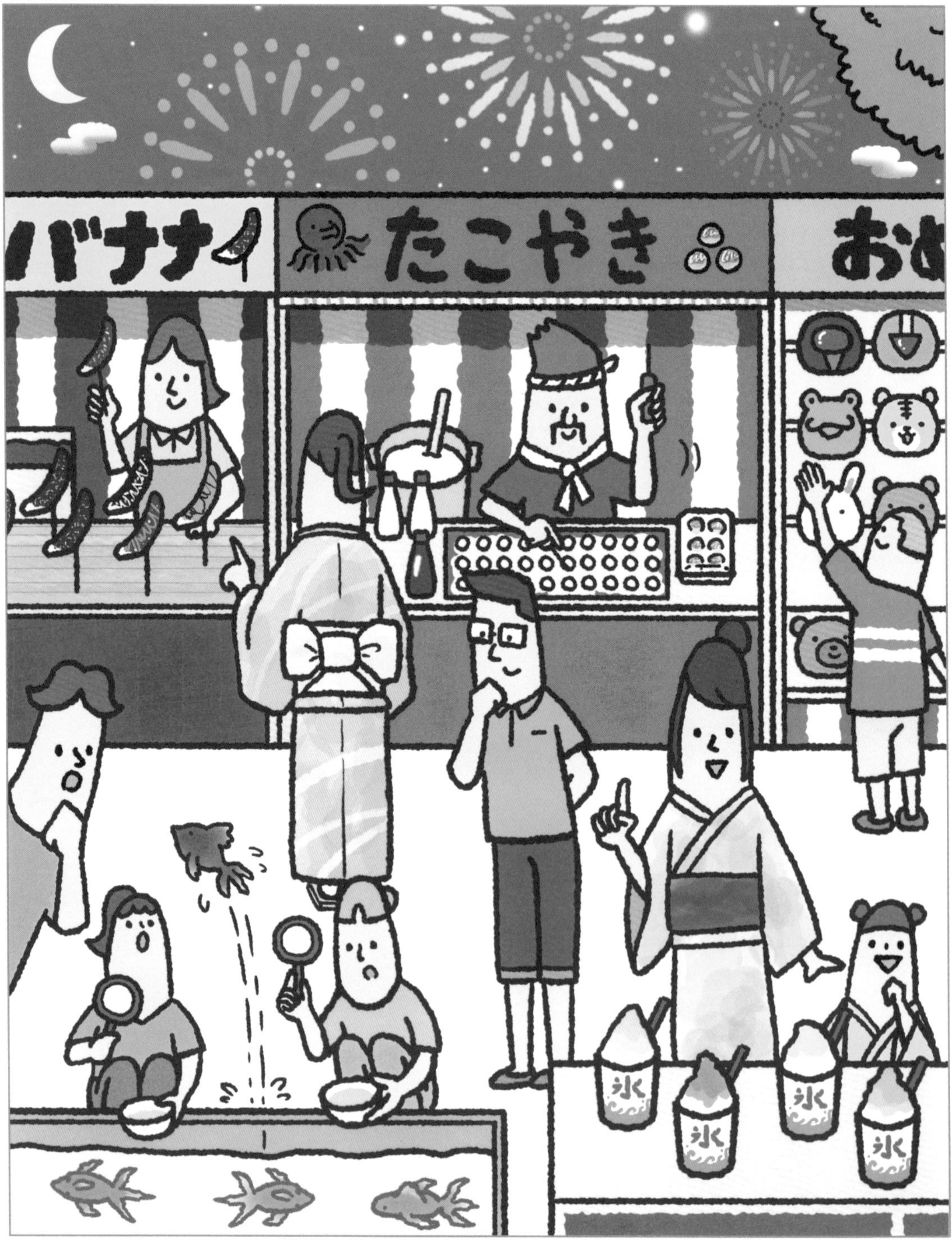


絵を見ずに答えよう！

22〜23ページの問題

絵の中にペンギンはいた？

↓（答えは95ページ）

① 2枚の絵にはちがうところが、8つあります。
制限時間内に指は使わず、8ページで紹介したやり方で、目だけでまちがいを見つけましょう。

② まちがいを全部見つけたら、本の中心に視点を置いて、2枚の絵全体を一度に見てください。
10秒間、絵を見たら次のページの右端に書いてある「問題」に挑戦してみましょう。

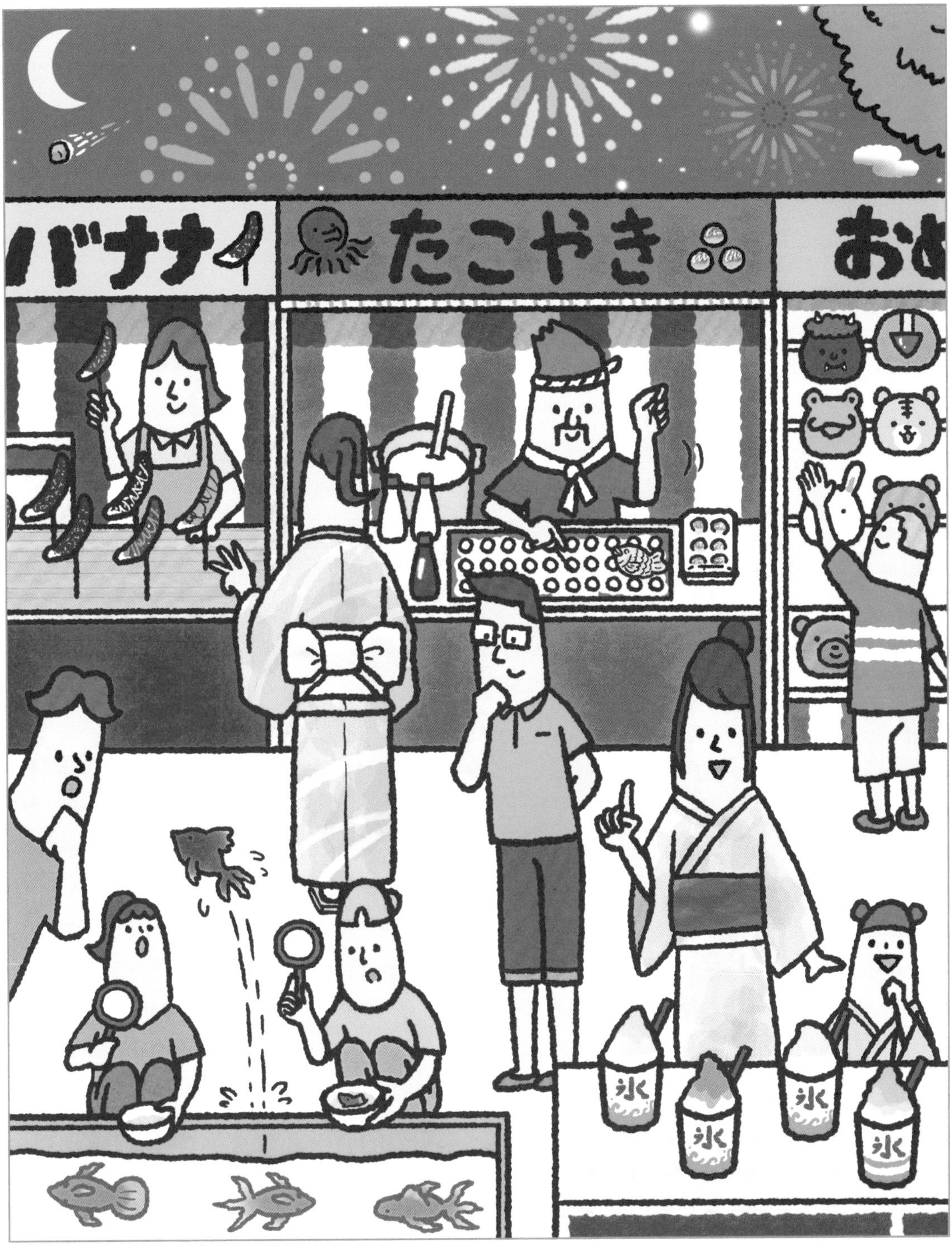


 まちがい探しの答えは90ページ

# まちがい探し ⑧

制限時間 20秒

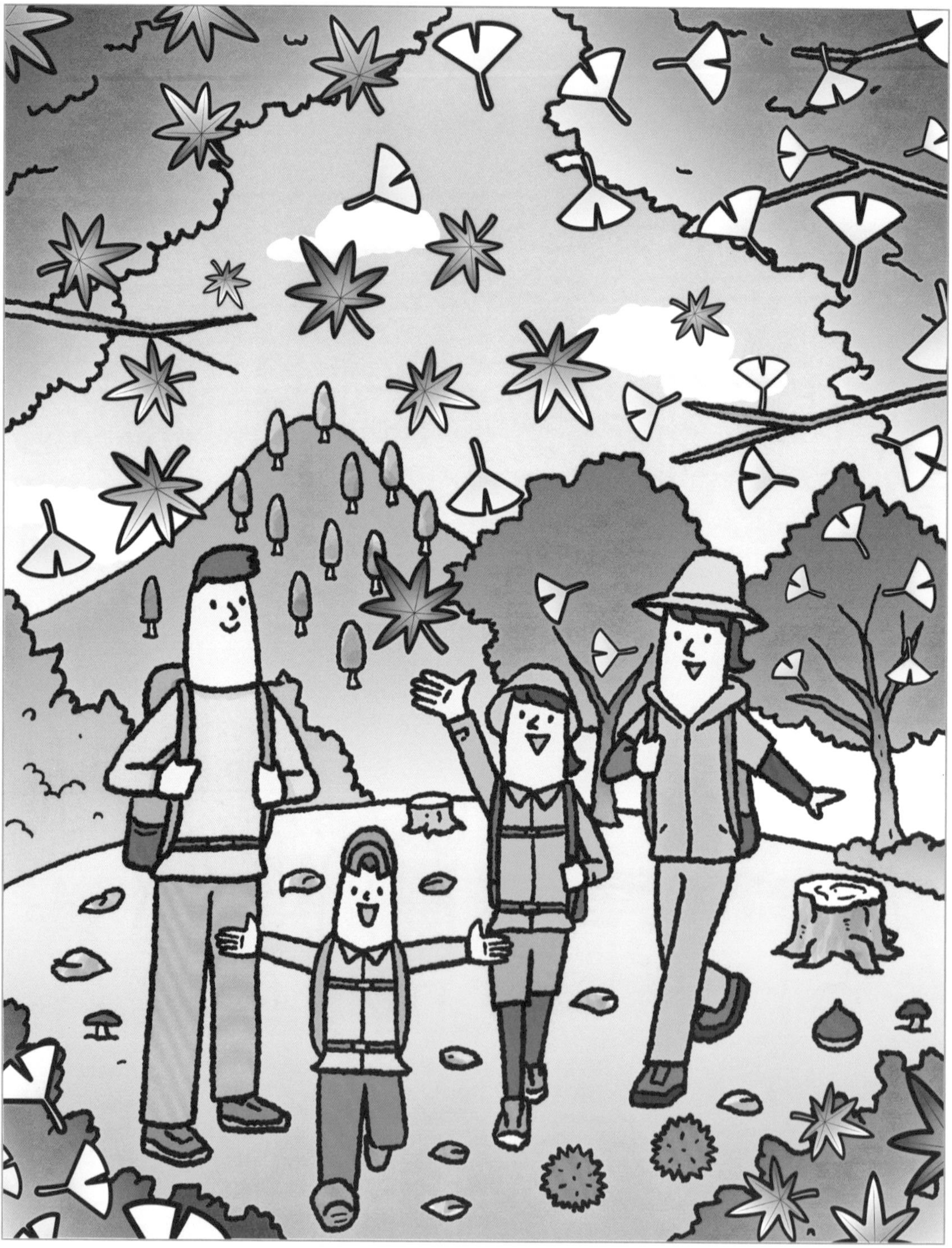

絵を見ずに答えよう！

24～25ページの問題

ゆかたを着ている人は何人いた（1枚の絵につき）？↓

（答えは95ページ）

① 2枚の絵にはちがうところが、8つあります。
制限時間内に指は使わず、8ページで紹介したやり方で、目だけでまちがいを見つけましょう。

② まちがいを全部見つけたら、本の中心に視点を置いて、2枚の絵全体を一度に見てください。
10秒間、絵を見たら次のページの右端に書いてある「問題」に挑戦してみましょう。

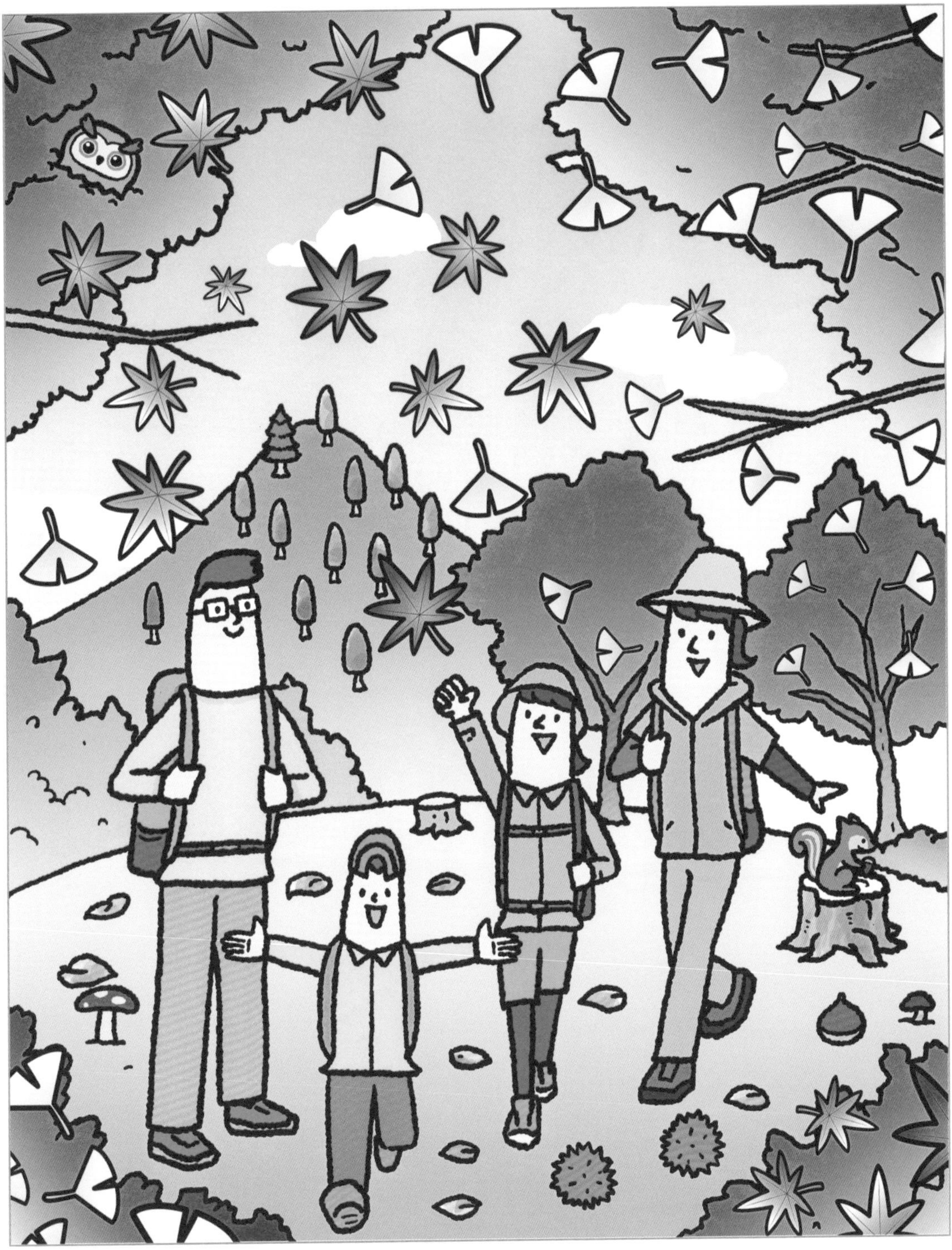


まちがい探しの答えは90ページ

# まちがい探し❾

制限時間 20秒

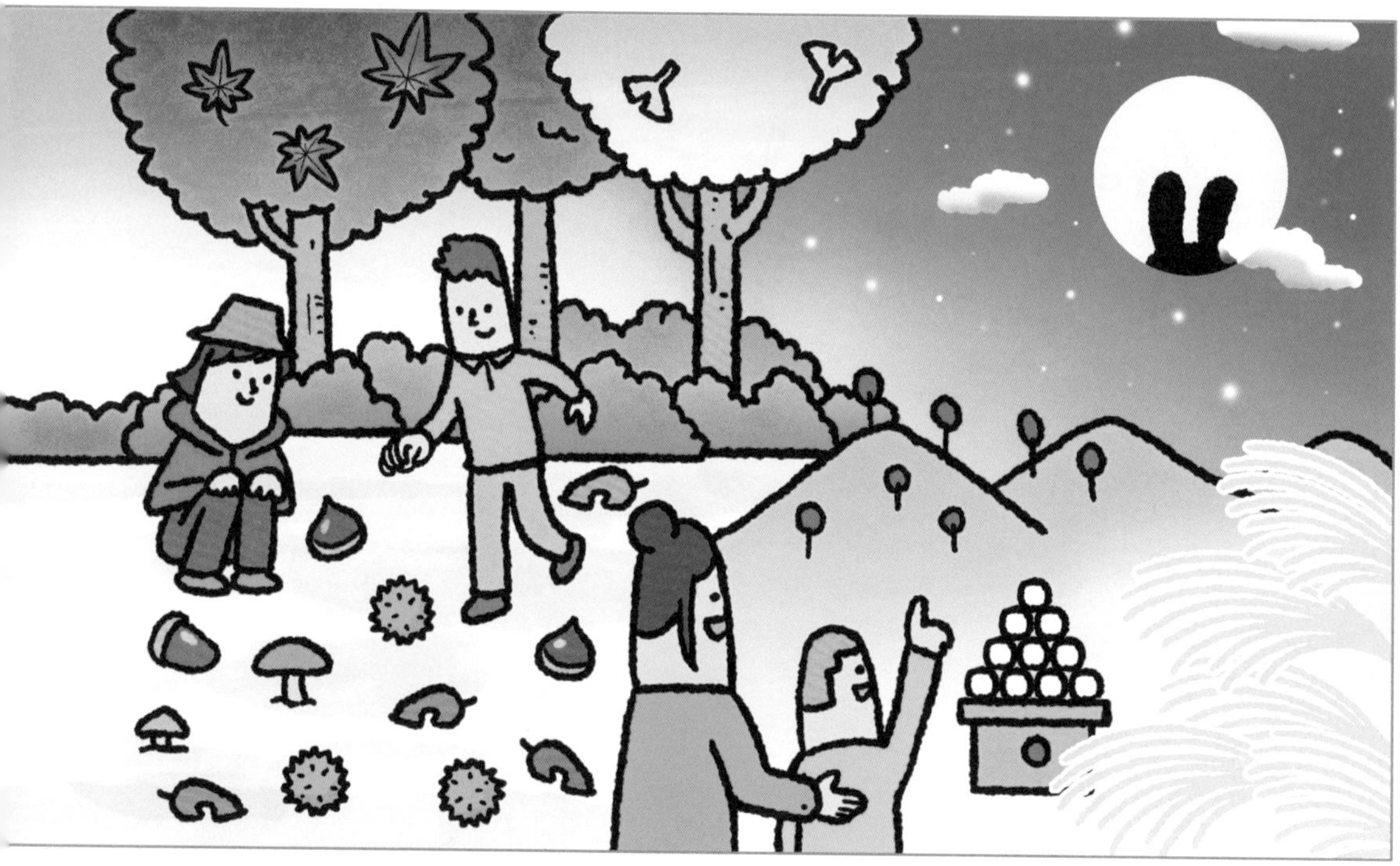

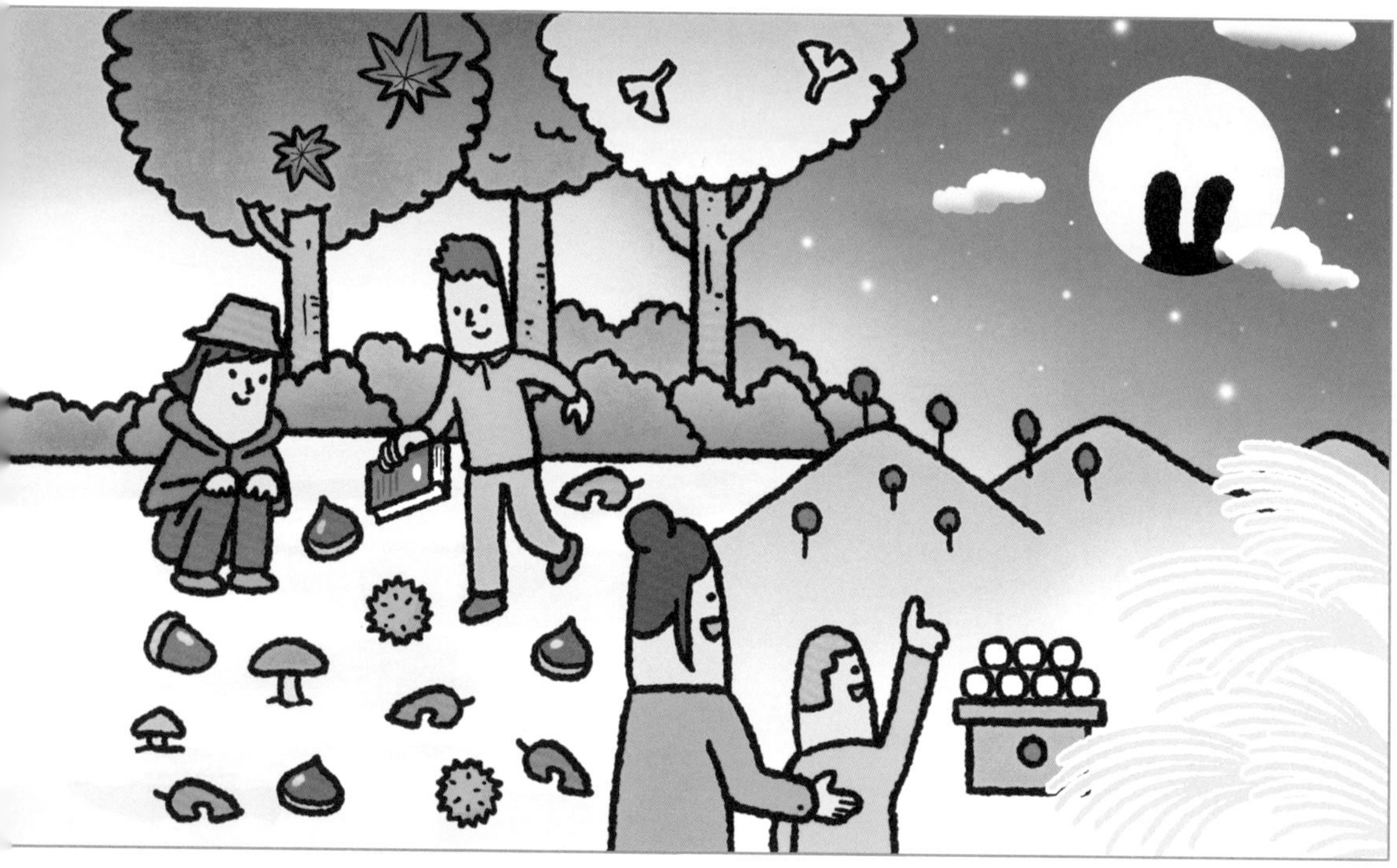

絵を見ずに答えよう！

26～27ページの問題

帽子をかぶっていない人は何人いた（1枚の絵につき）？↓

（答えは95ページ）

❶ 2枚の絵にはちがうところが、8つあります。
制限時間内に指は使わず、8ページで紹介したやり方で、目だけでまちがいを見つけましょう。

❷ まちがいを全部見つけたら、本の中心に視点を置いて、2枚の絵全体を一度に見てください。
10秒間、絵を見たら次のページの右端に書いてある「問題」に挑戦してみましょう。

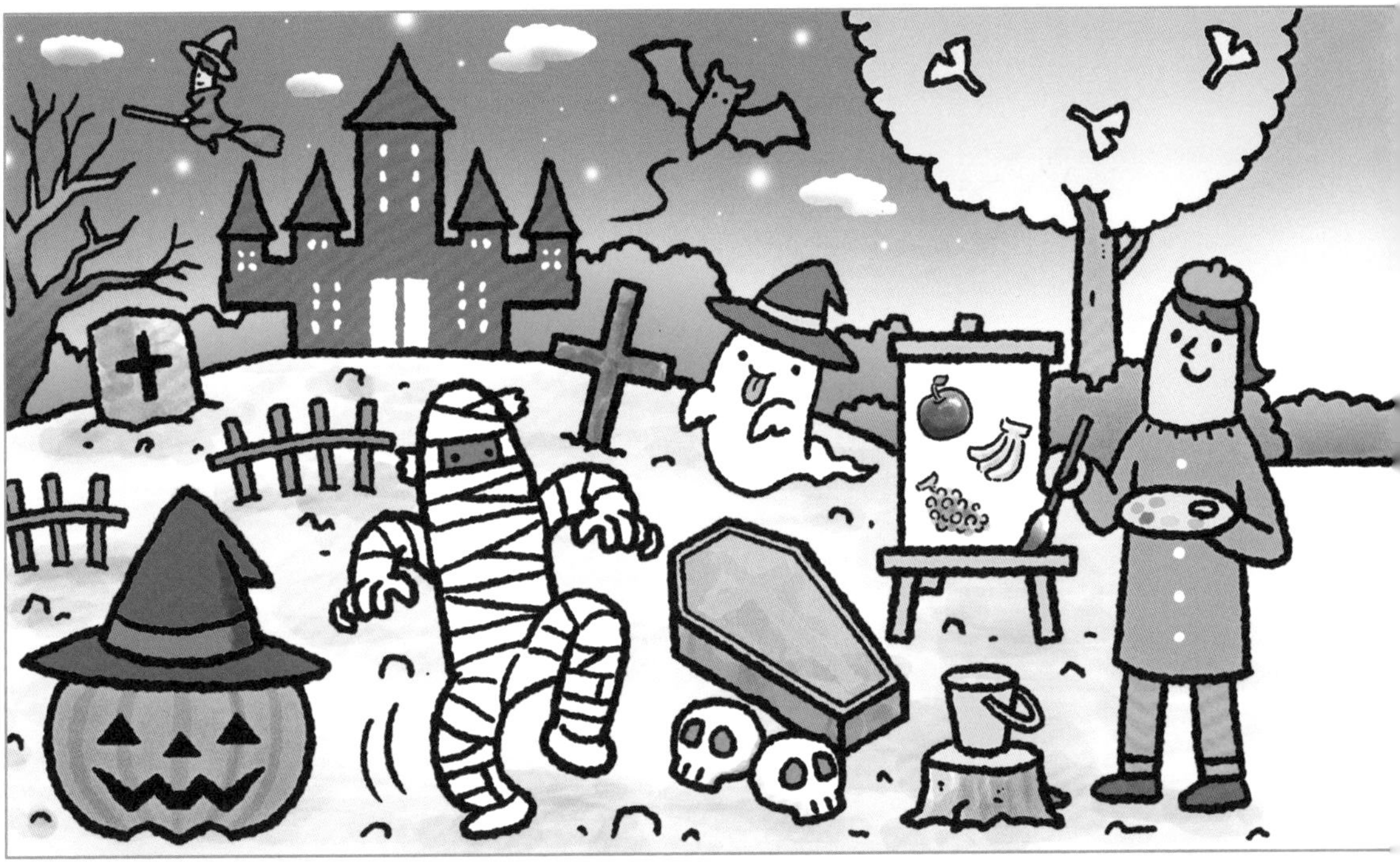

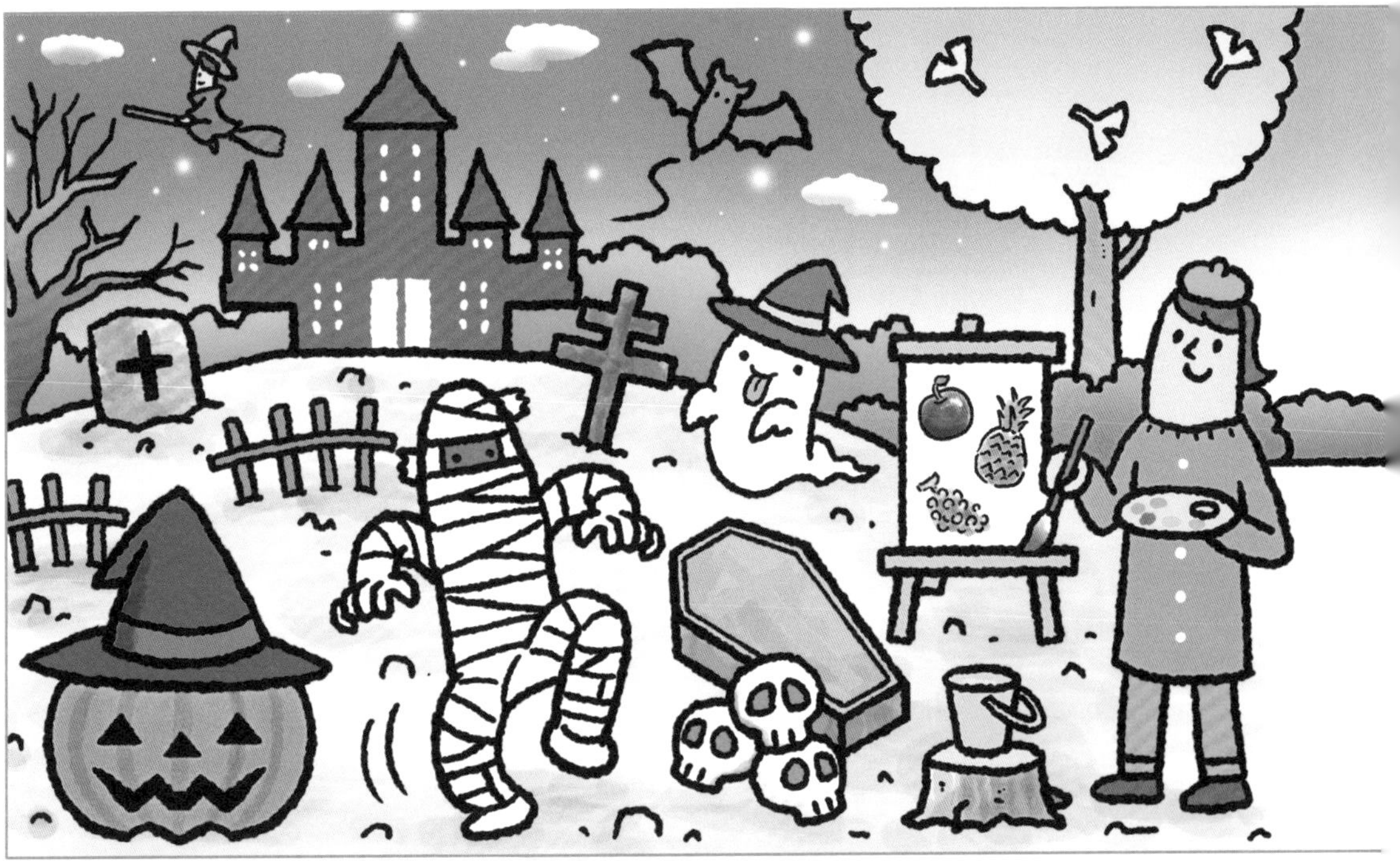

# まちがい探し ⑩

制限時間 20秒

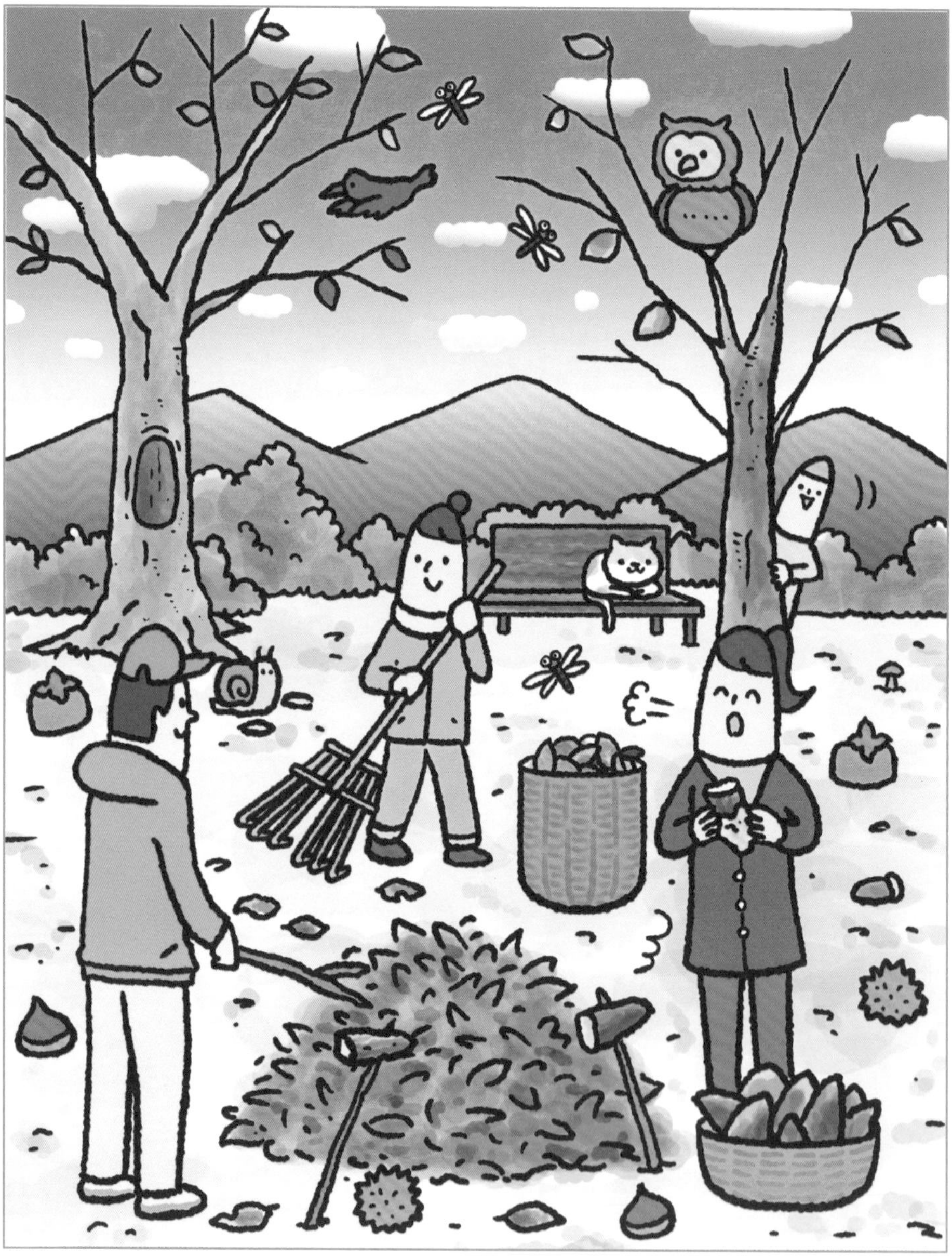

絵を見ずに答えよう！

28〜29ページの問題

火の玉は飛んでいた？↓

（答えは95ページ）

❶ 2枚の絵にはちがうところが、8つあります。
制限時間内に指は使わず、8ページで紹介したやり方で、目だけでまちがいを見つけましょう。

❷ まちがいを全部見つけたら、本の中心に視点を置いて、2枚の絵全体を一度に見てください。
10秒間、絵を見たら次のページの右端に書いてある「問題」に挑戦してみましょう。

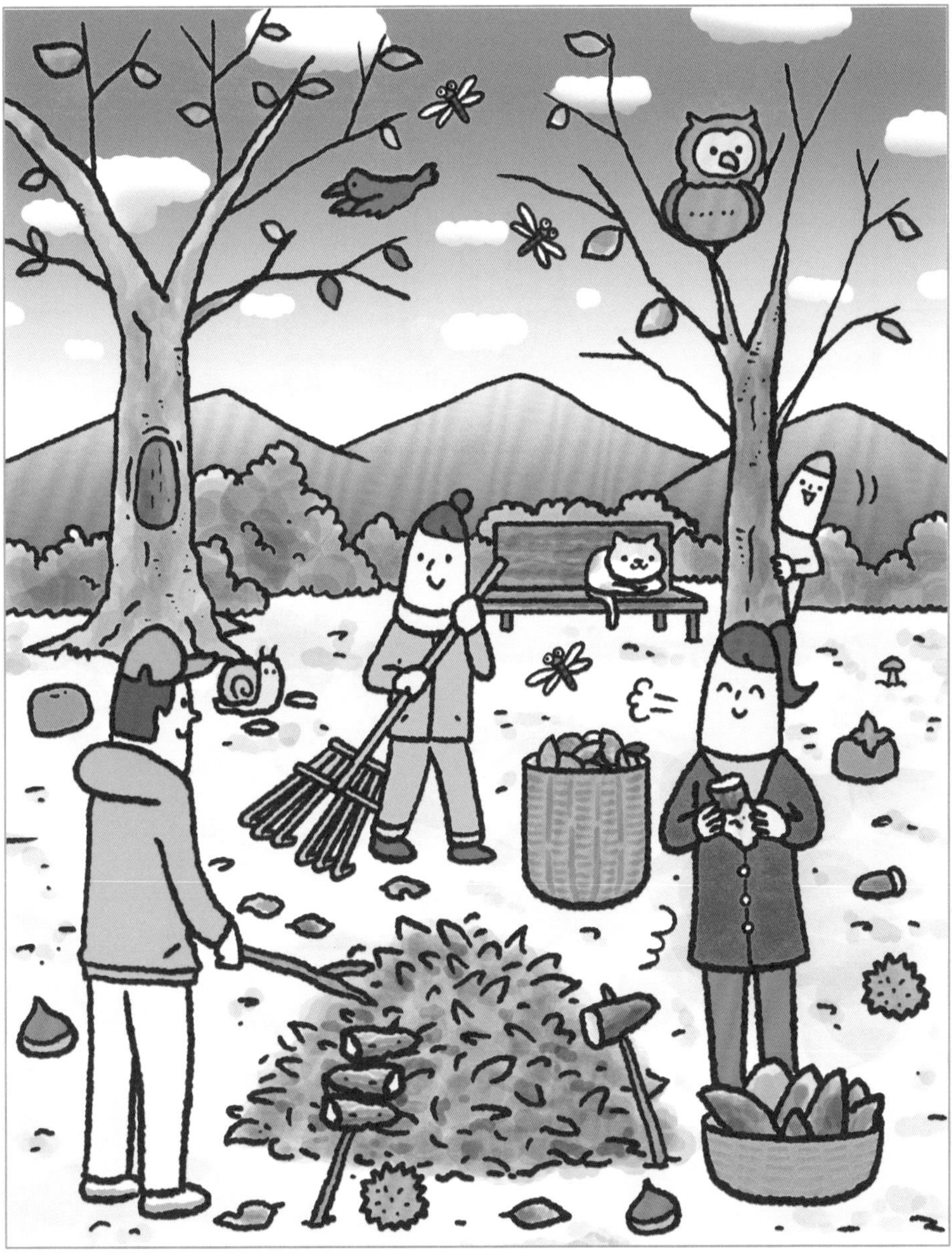


まちがい探しの答えは90ページ

# まちがい探し⑪

制限時間 20秒

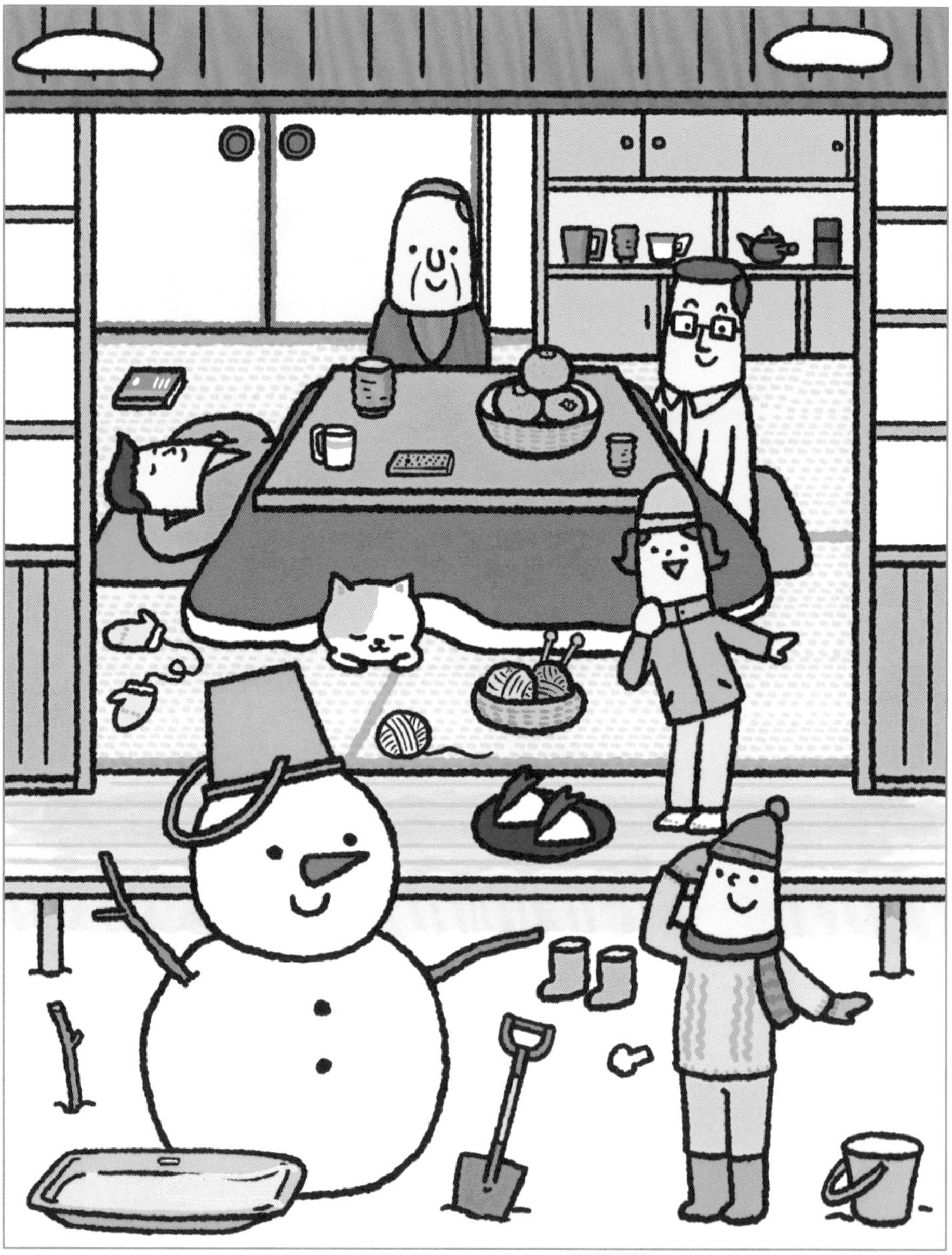

絵を見ずに答えよう！

30〜31ページの問題

絵の中に犬はいた？↓（答えは95ページ）

❶ 2枚の絵にはちがうところが、8つあります。
制限時間内に指は使わず、8ページで紹介したやり方で、目だけでまちがいを見つけましょう。

❷ まちがいを全部見つけたら、本の中心に視点を置いて、2枚の絵全体を一度に見てください。
10秒間、絵を見たら次のページの右端に書いてある「問題」に挑戦してみましょう。

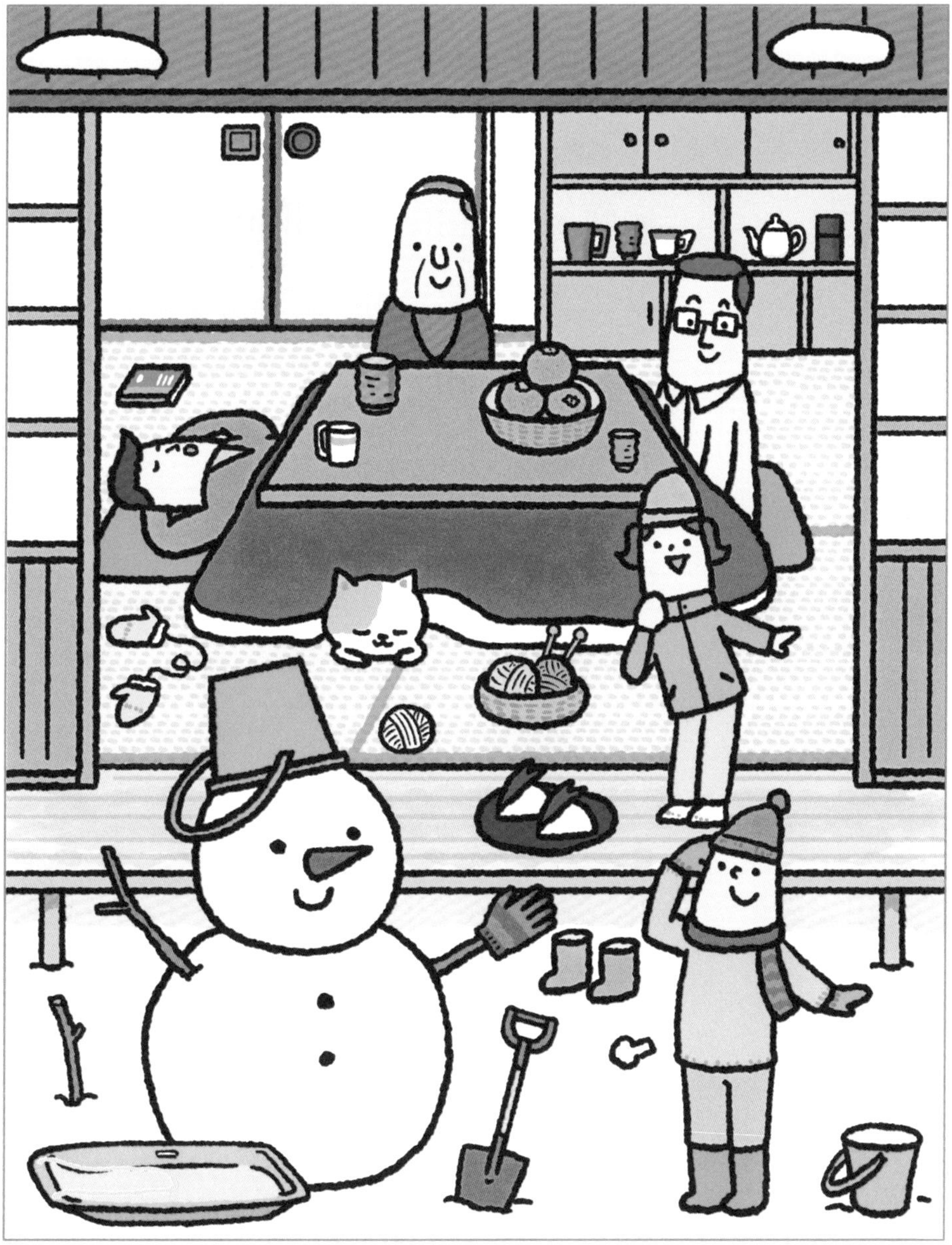

 まちがい探しの答えは90ページ

# まちがい探し⑫

制限時間 40秒

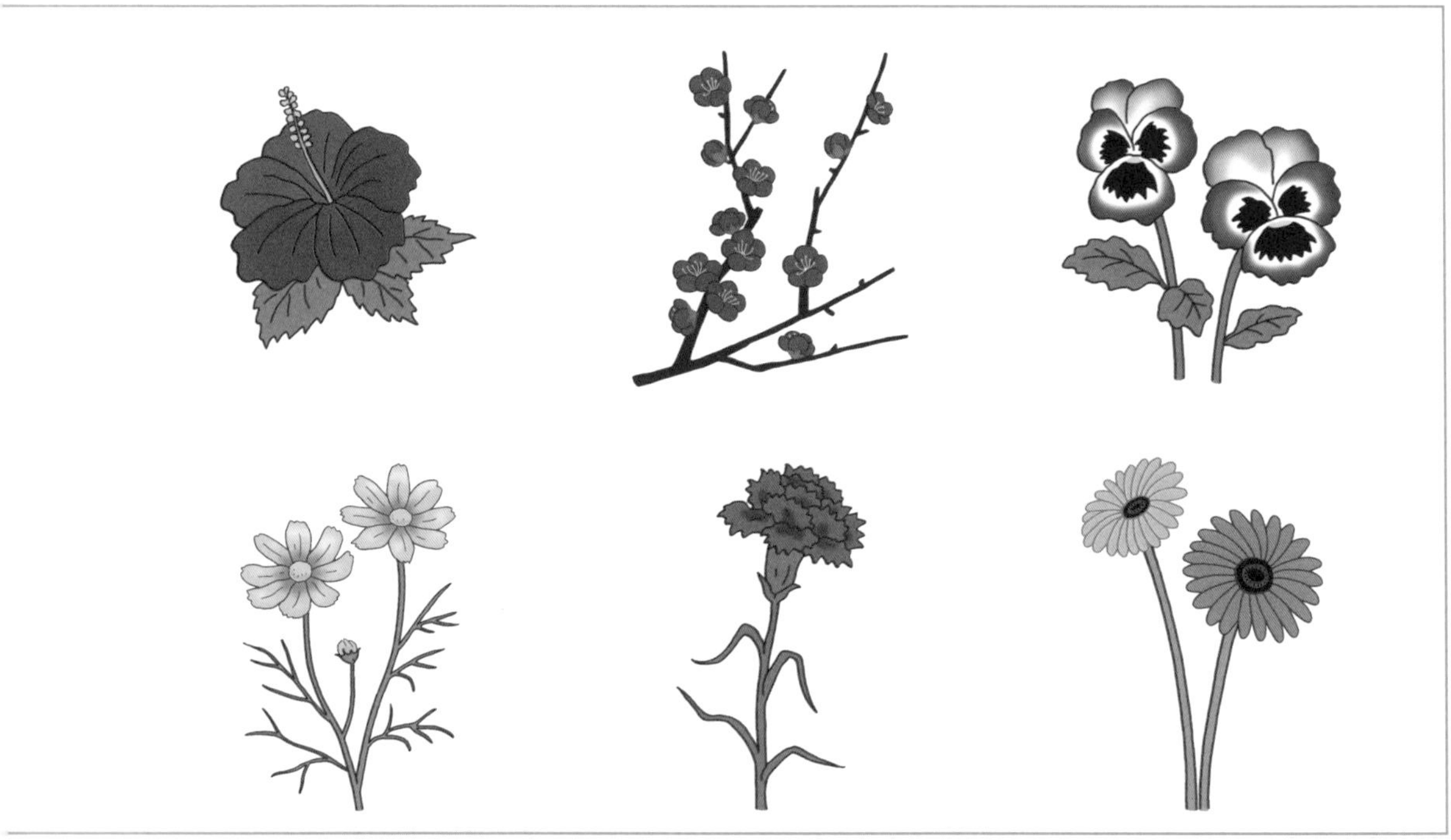

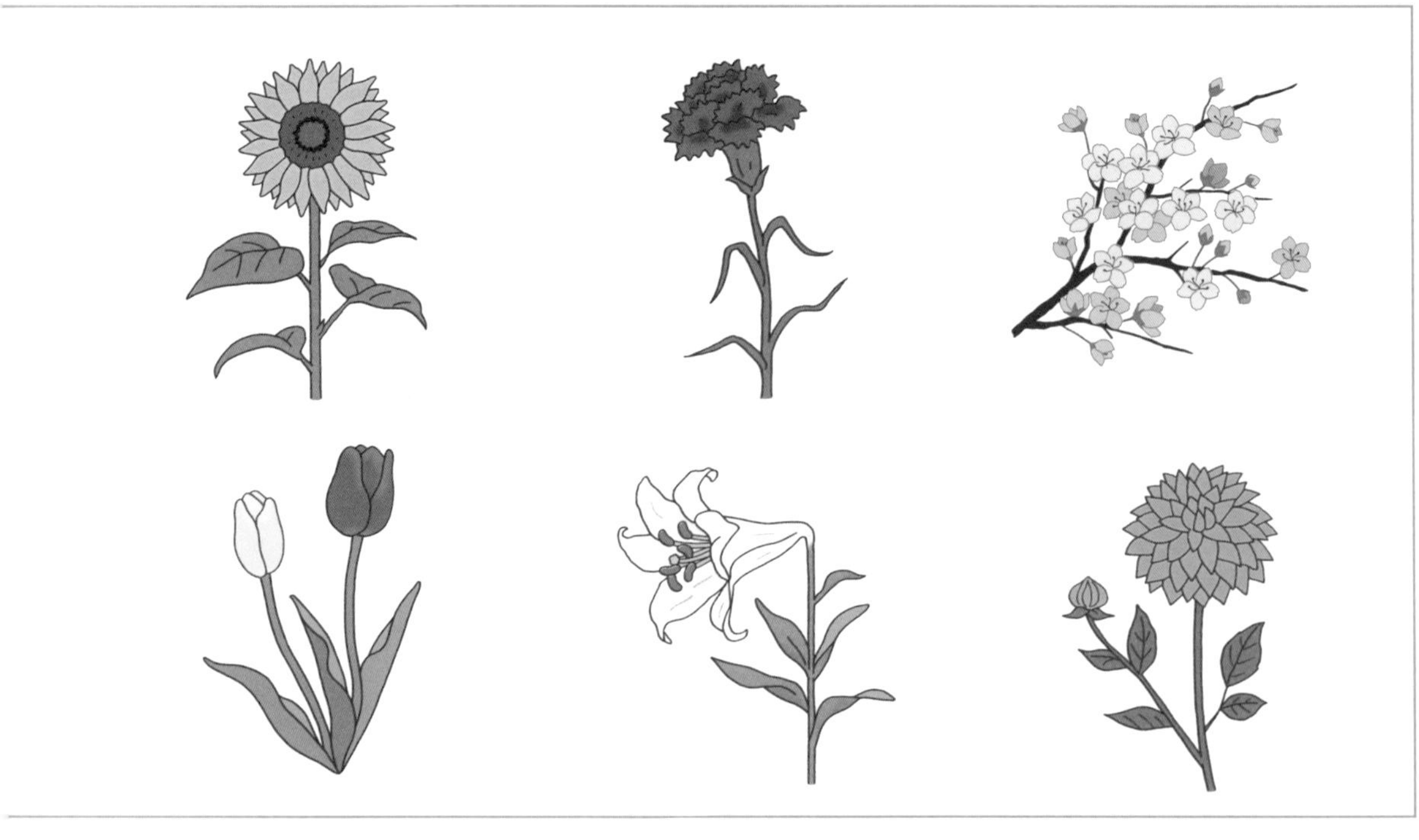

絵を見ずに答えよう！

32〜33ページの問題

雪ダルマがかぶっていたバケツの色は？↓

（答えは95ページ）

下の絵は上の絵を左右反転させたものです。①と②の質問に答えましょう。
① 位置がちがっている花が4つあります。どれでしょうか。
頭の中で下の画像を反転して、見比べてください。
② 絵自体がちがっている花が2つあります。どれでしょうか。
まちがいを全部見つけたら、本の中心に視点を置いて、2枚の絵全体を一度に見てください。

10秒間、絵を見たら次のページの右端に書いてある「問題」に挑戦してみましょう。

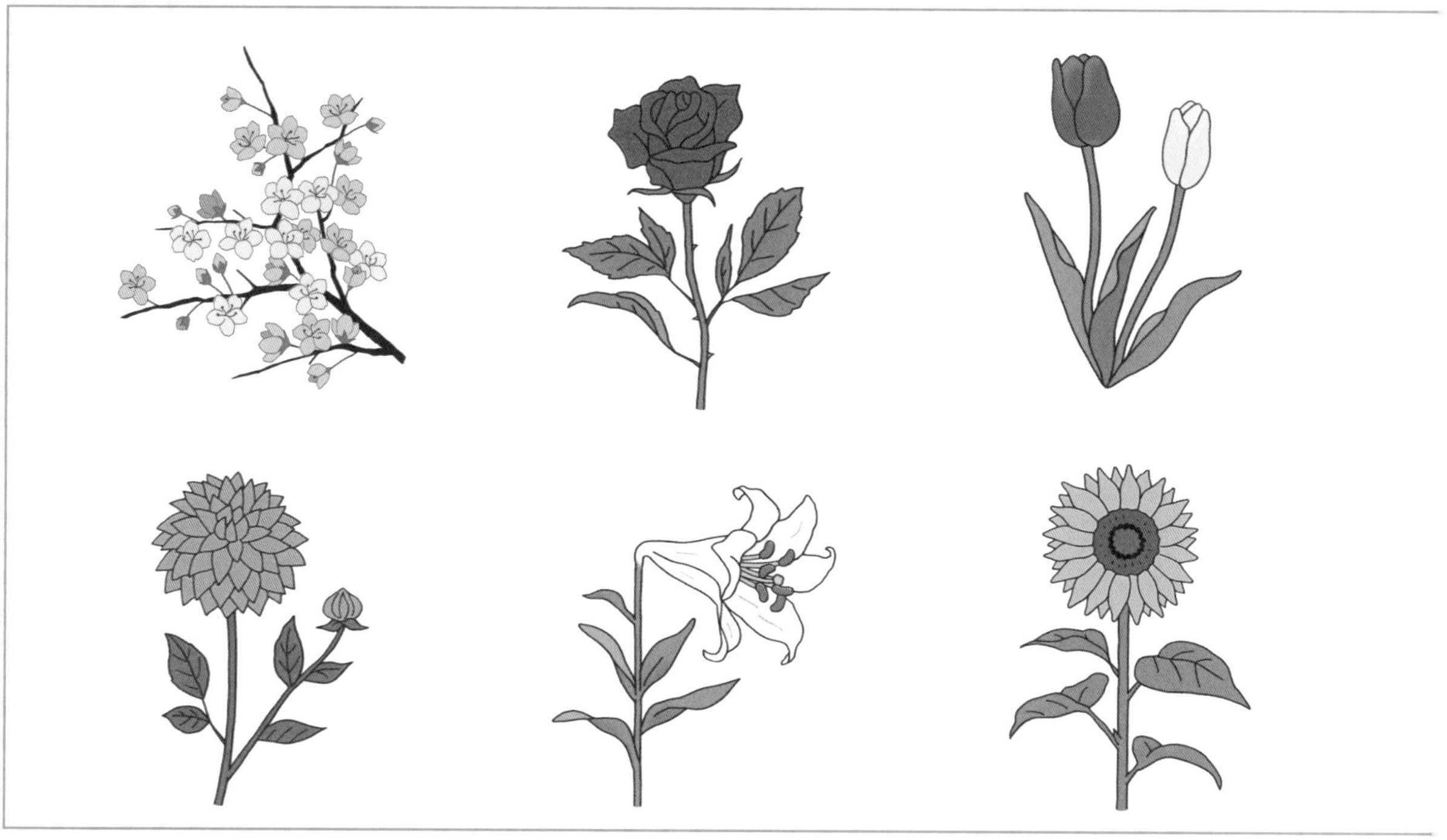

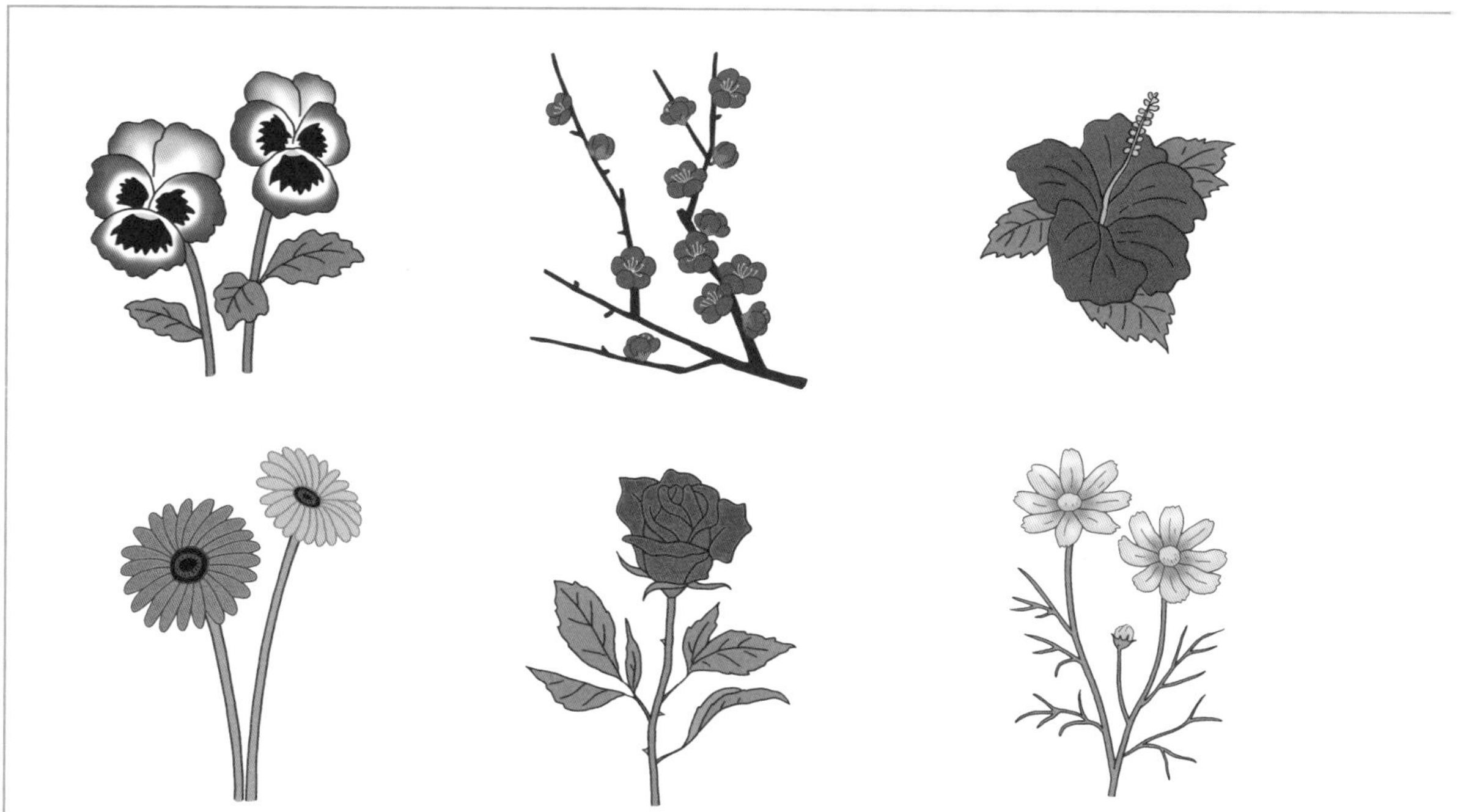

 まちがい探しの答えは90ページ

# まちがい探し⑬

制限時間 20秒

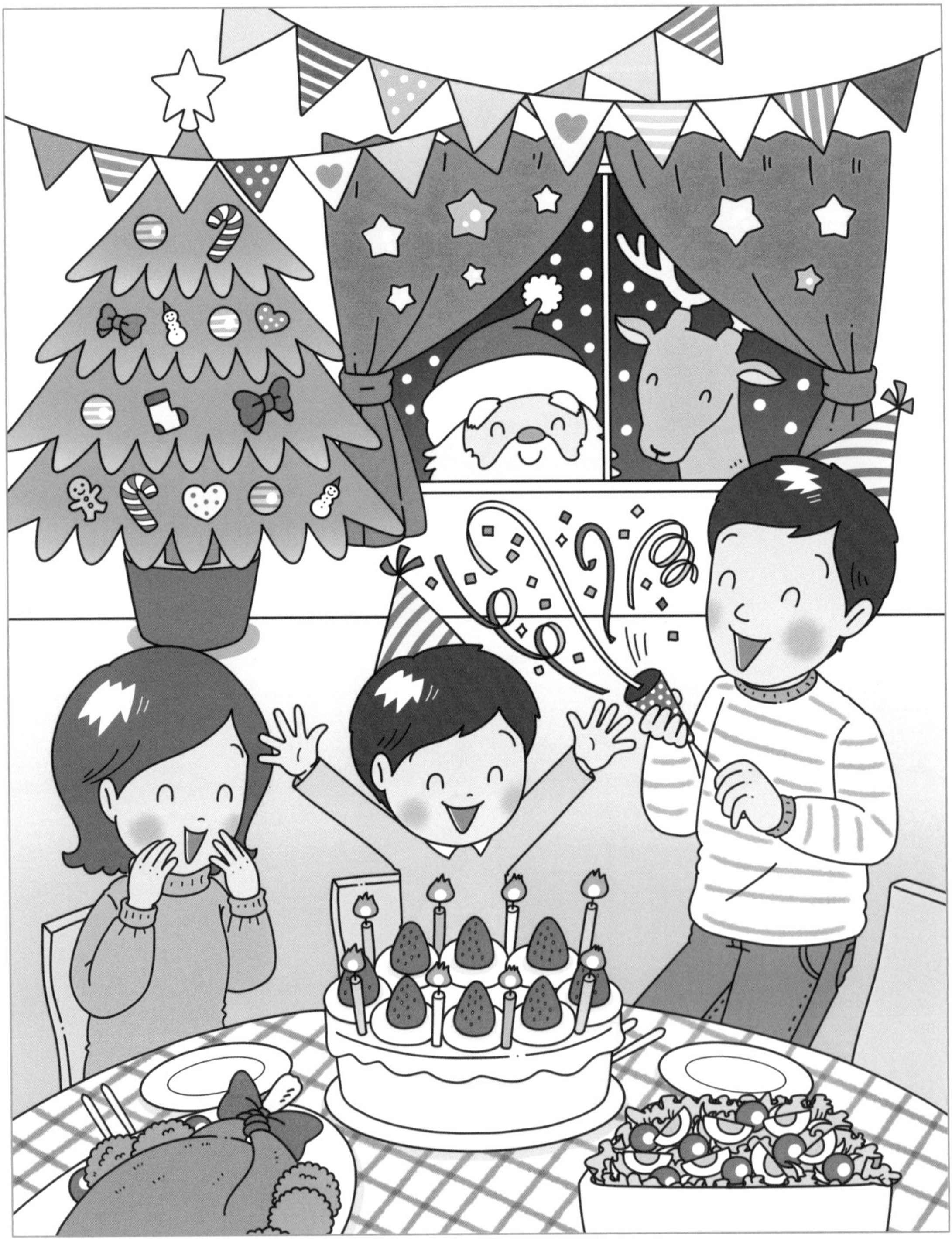

絵を見ずに答えよう！

34〜35ページの問題

パンジーは何色だった？↓（答えは95ページ）

1. 2枚の絵にはちがうところが、8つあります。
制限時間内に指は使わず、8ページで紹介したやり方で、目だけでまちがいを見つけましょう。

2. まちがいを全部見つけたら、本の中心に視点を置いて、2枚の絵全体を一度に見てください。
10秒間、絵を見たら次のページの右端に書いてある「問題」に挑戦してみましょう。

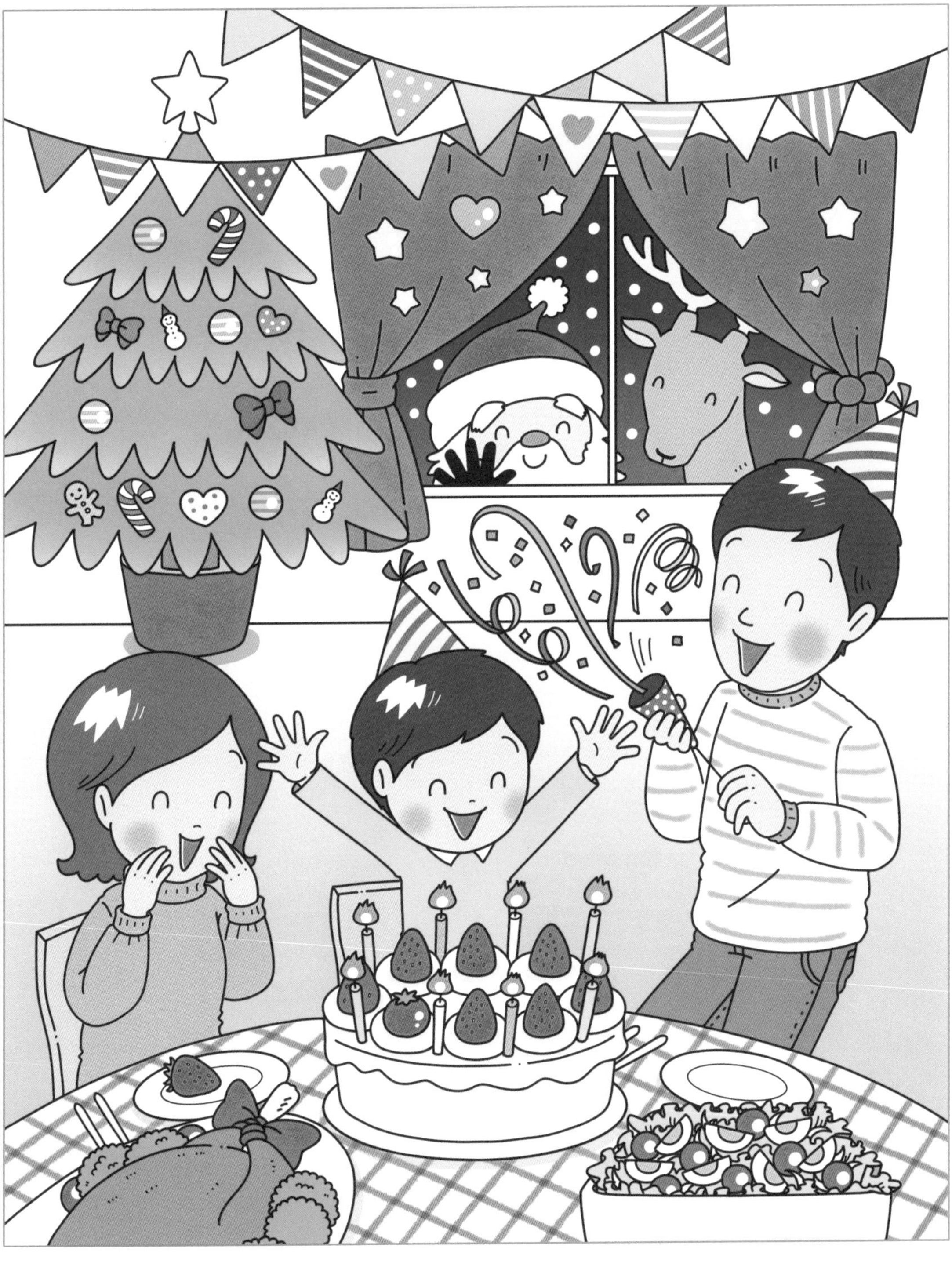

 まちがい探しの答えは91ページ

# まちがい探し⑭

制限時間 20秒

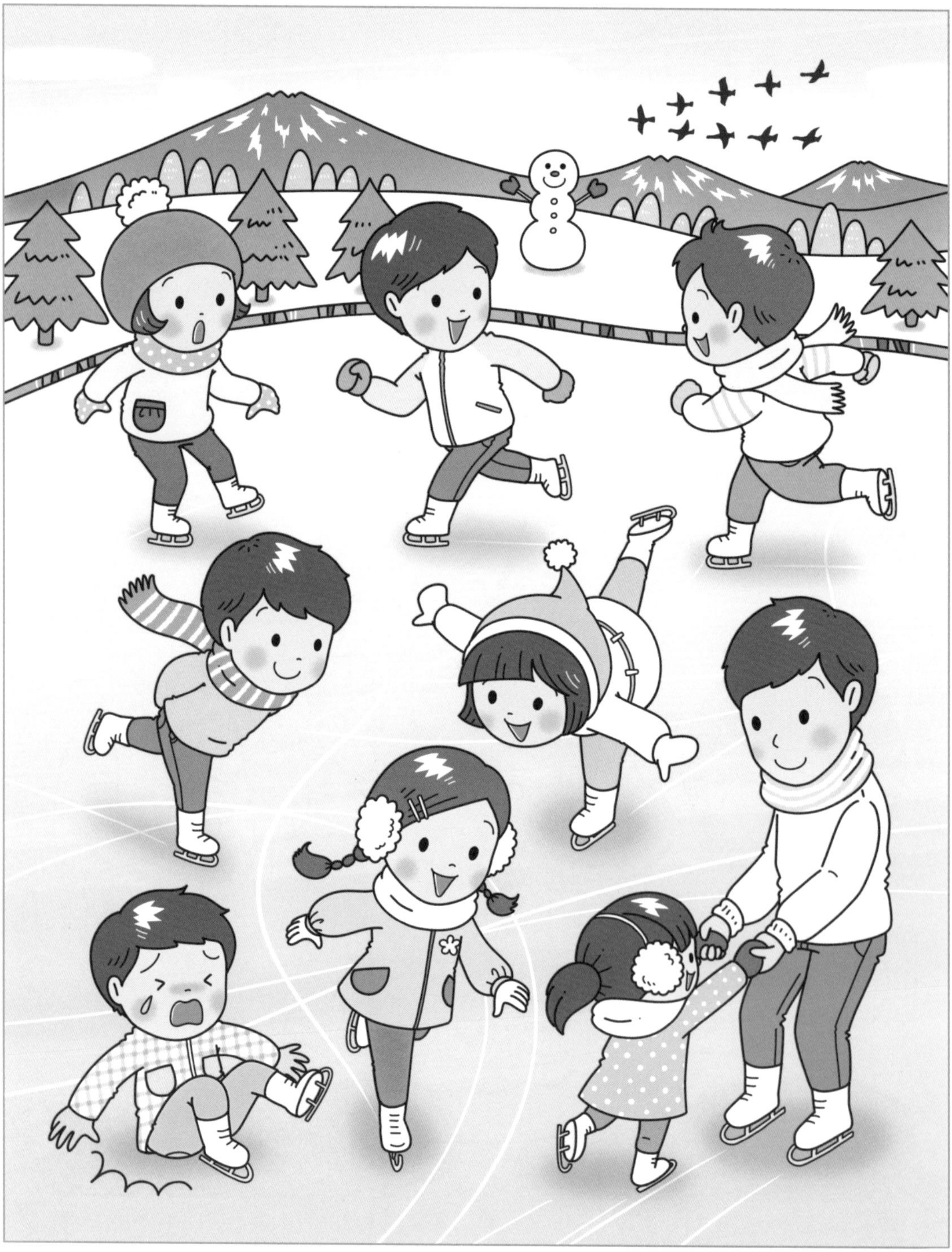

絵を見ずに答えよう！

36～37ページの問題

右端の男性の着ていた洋服の柄は？↓

（答えは95ページ）

❶ 2枚の絵にはちがうところが、8つあります。
制限時間内に指は使わず、8ページで紹介したやり方で、目だけでまちがいを見つけましょう。

❷ まちがいを全部見つけたら、本の中心に視点を置いて、2枚の絵全体を一度に見てください。
10秒間、絵を見たら次のページの右端に書いてある「問題」に挑戦してみましょう。

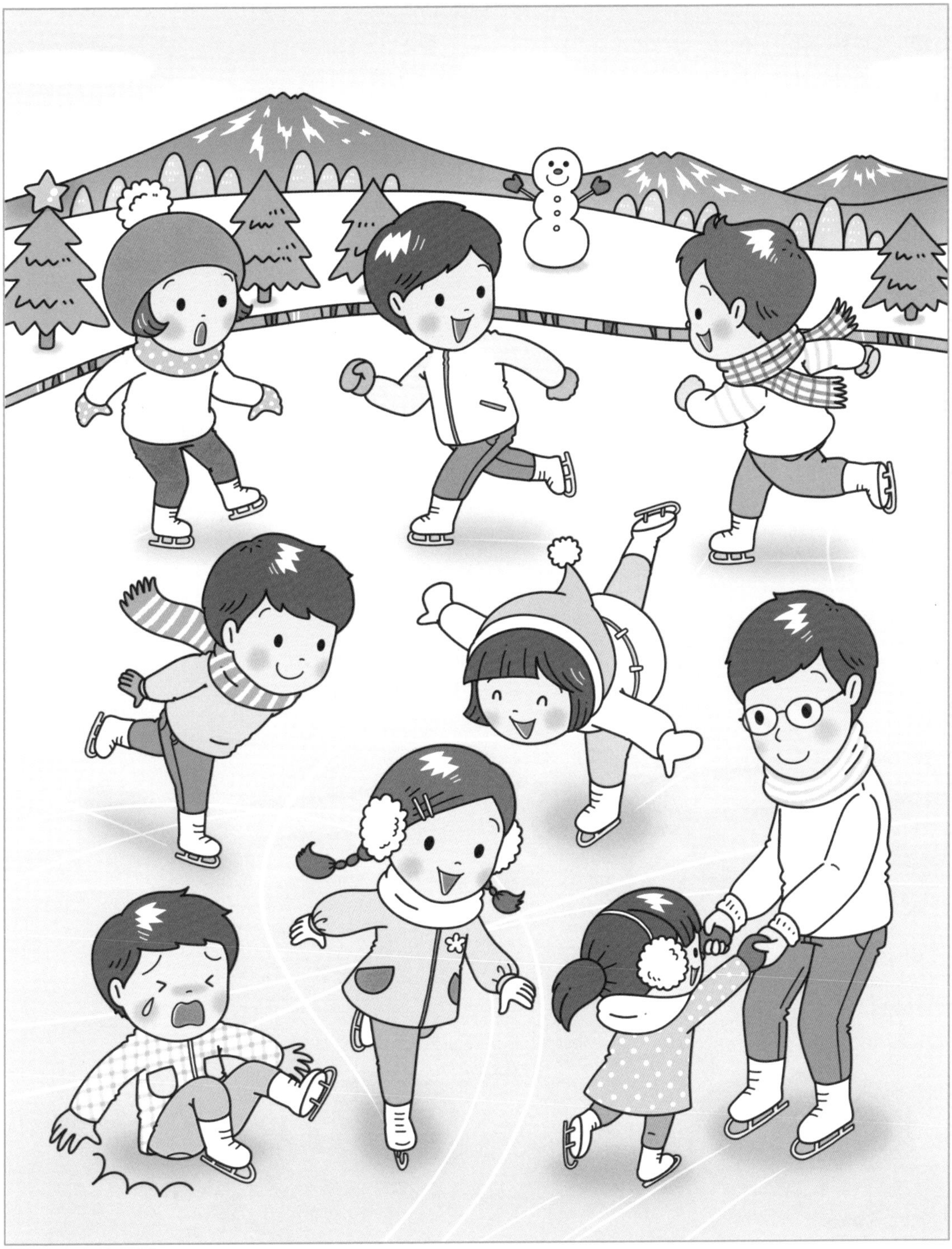

 まちがい探しの答えは91ページ

# まちがい探し⑮

制限時間 20秒

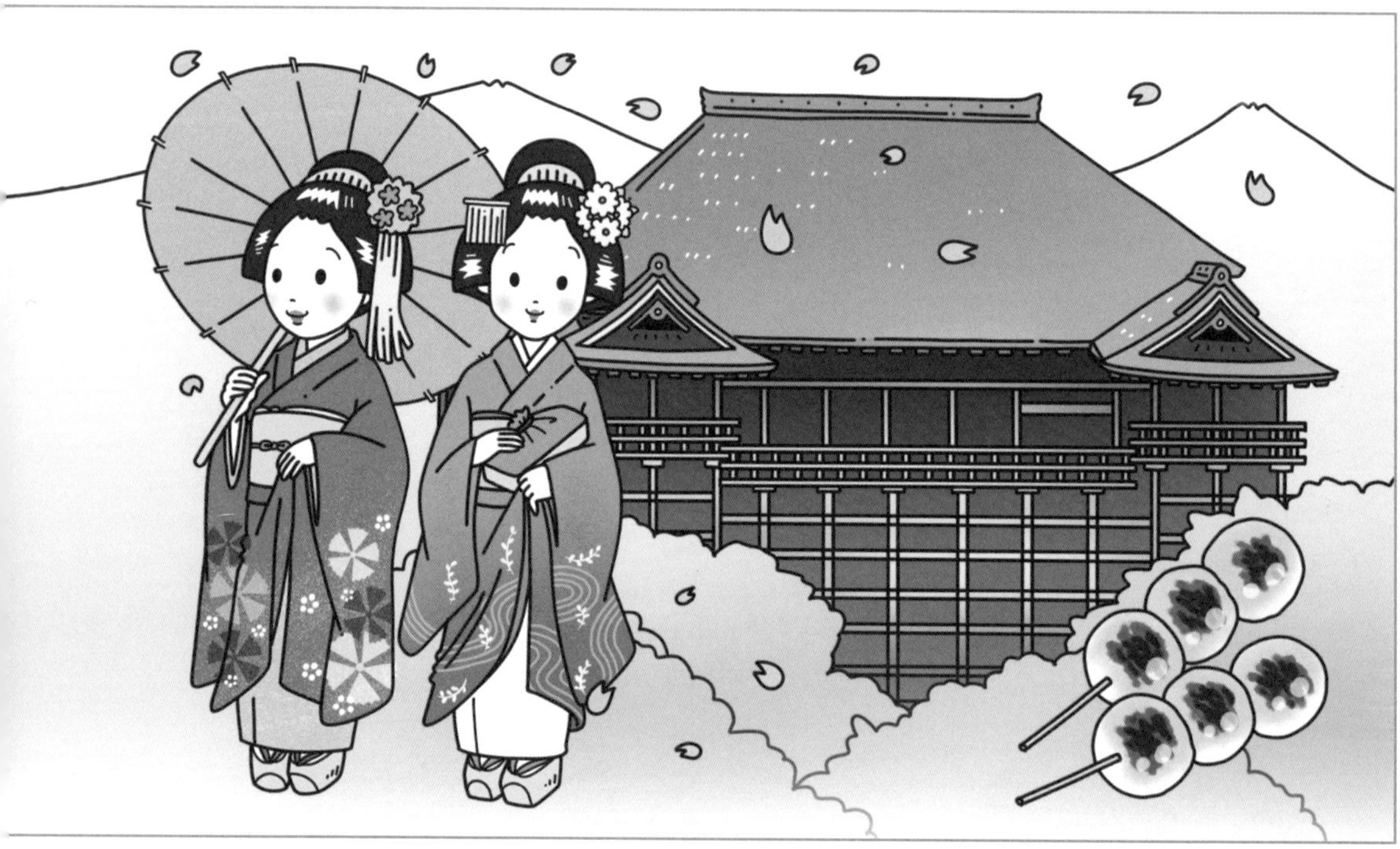

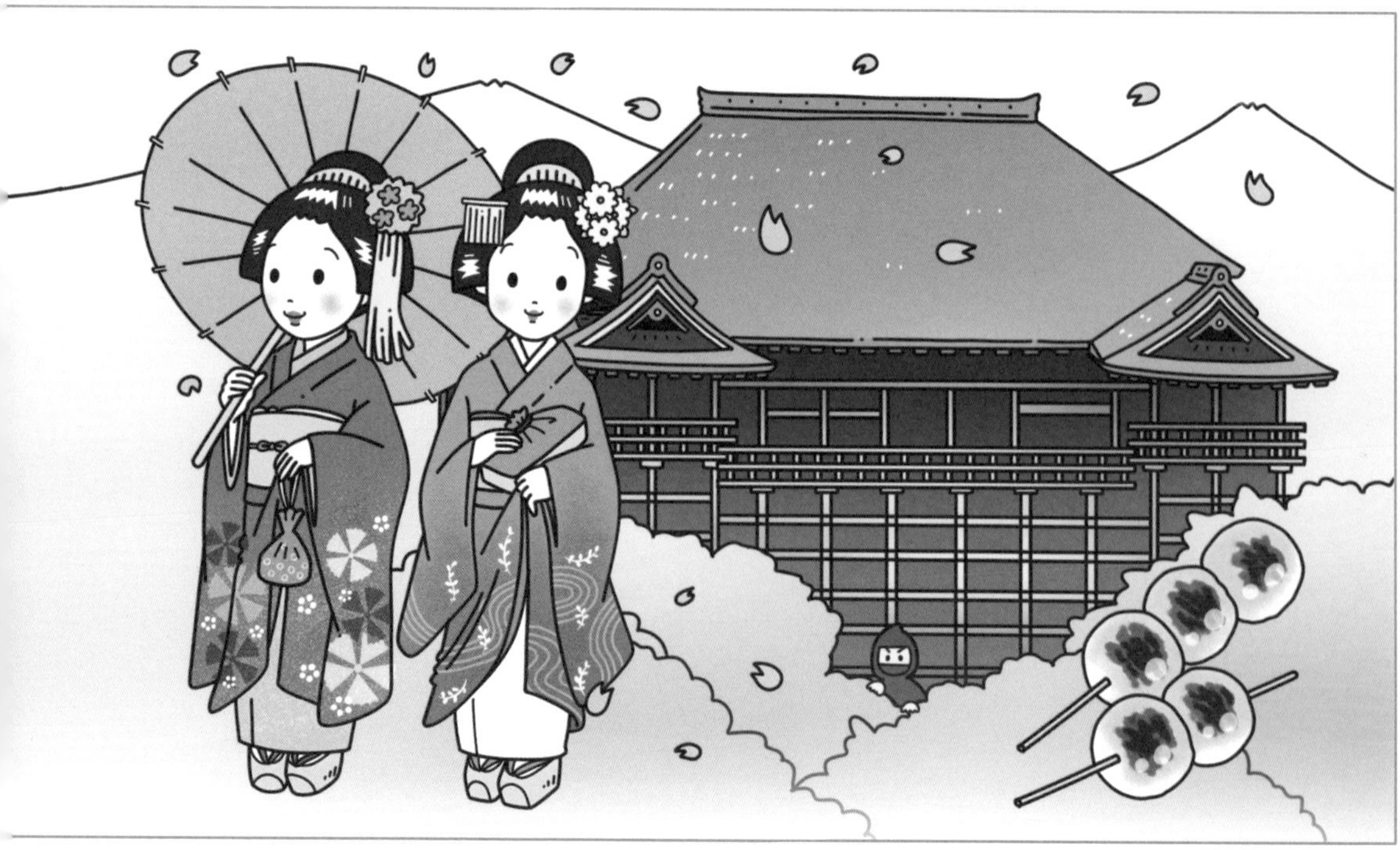

絵を見ずに答えよう！

38〜39ページの問題

左上にいた女の子のかぶっていた帽子の色は？↓

（答えは95ページ）

❶ 2枚の絵にはちがうところが、8つあります。
制限時間内に指は使わず、8ページで紹介したやり方で、目だけでまちがいを見つけましょう。

❷ まちがいを全部見つけたら、本の中心に視点を置いて、2枚の絵全体を一度に見てください。
10秒間、絵を見たら次のページの右端に書いてある「問題」に挑戦してみましょう。

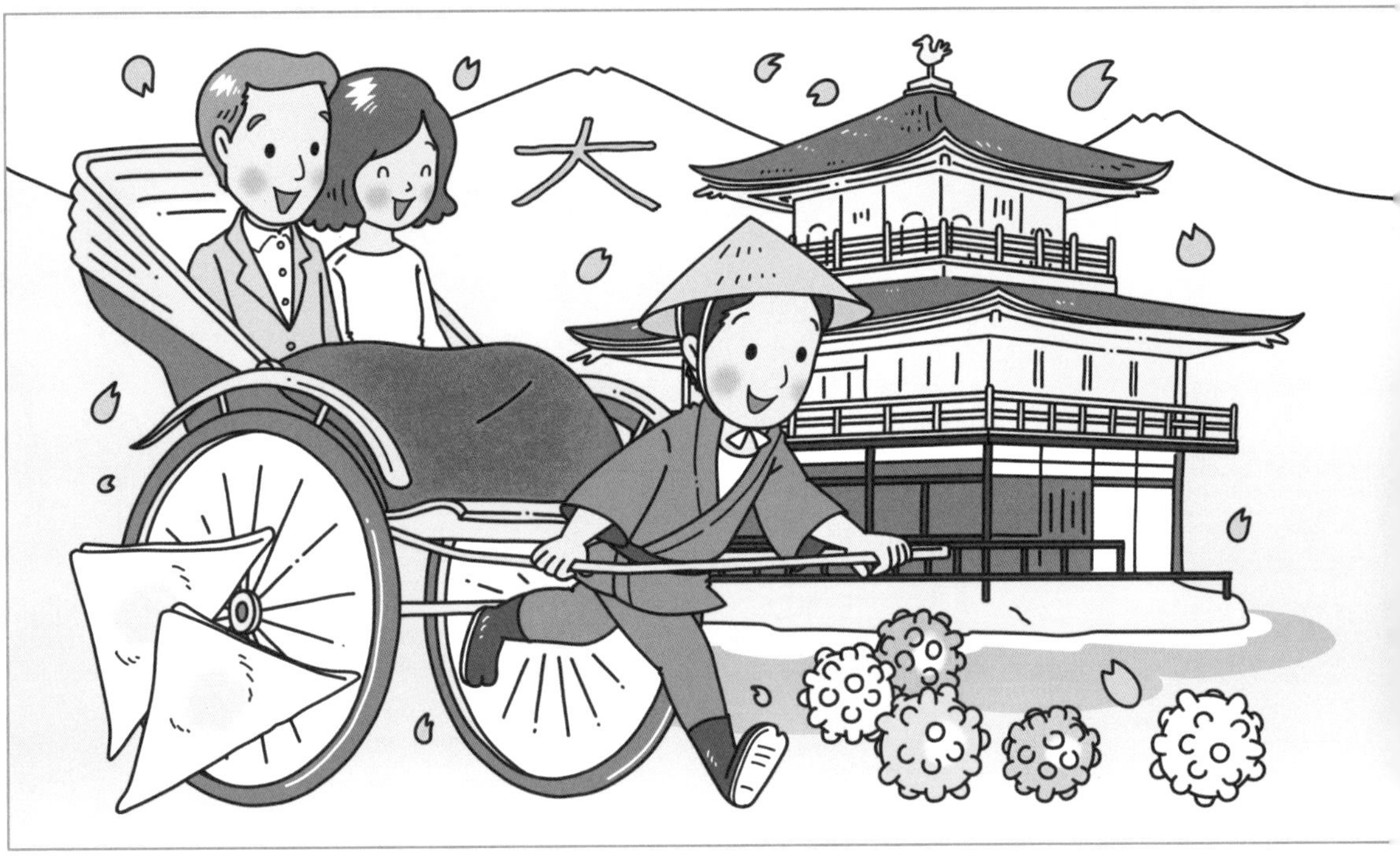


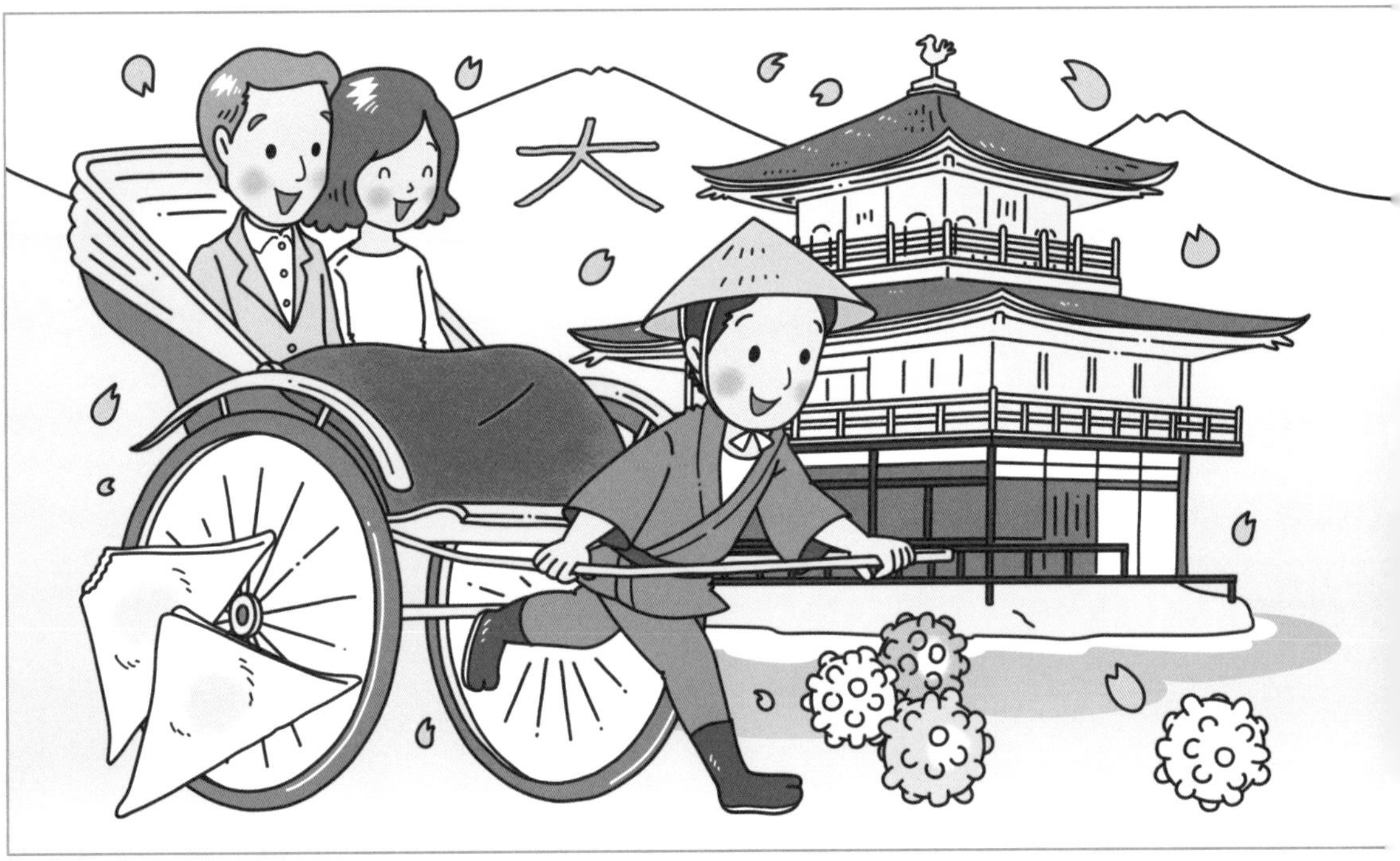


 まちがい探しの答えは91ページ

# まちがい探し⑯

制限時間 20秒

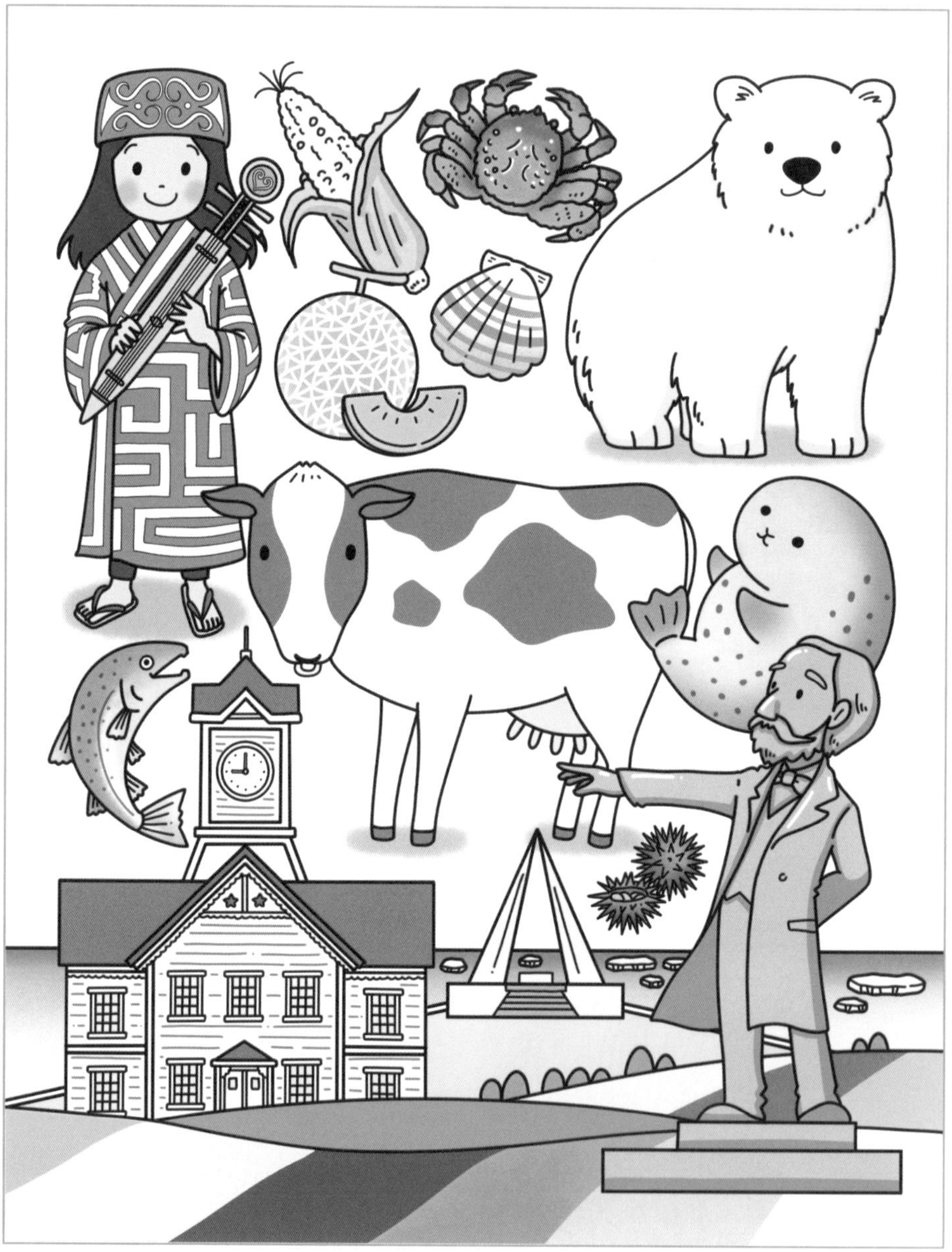

絵を見ずに答えよう！

40〜41ページの問題

絵の中に白色の金平糖はあった？↓

（答えは95ページ）

❶ 2枚の絵にはちがうところが、8つあります。
制限時間内に指は使わず、8ページで紹介したやり方で、目だけでまちがいを見つけましょう。

❷ まちがいを全部見つけたら、本の中心に視点を置いて、2枚の絵全体を一度に見てください。
10秒間、絵を見たら次のページの右端に書いてある「問題」に挑戦してみましょう。

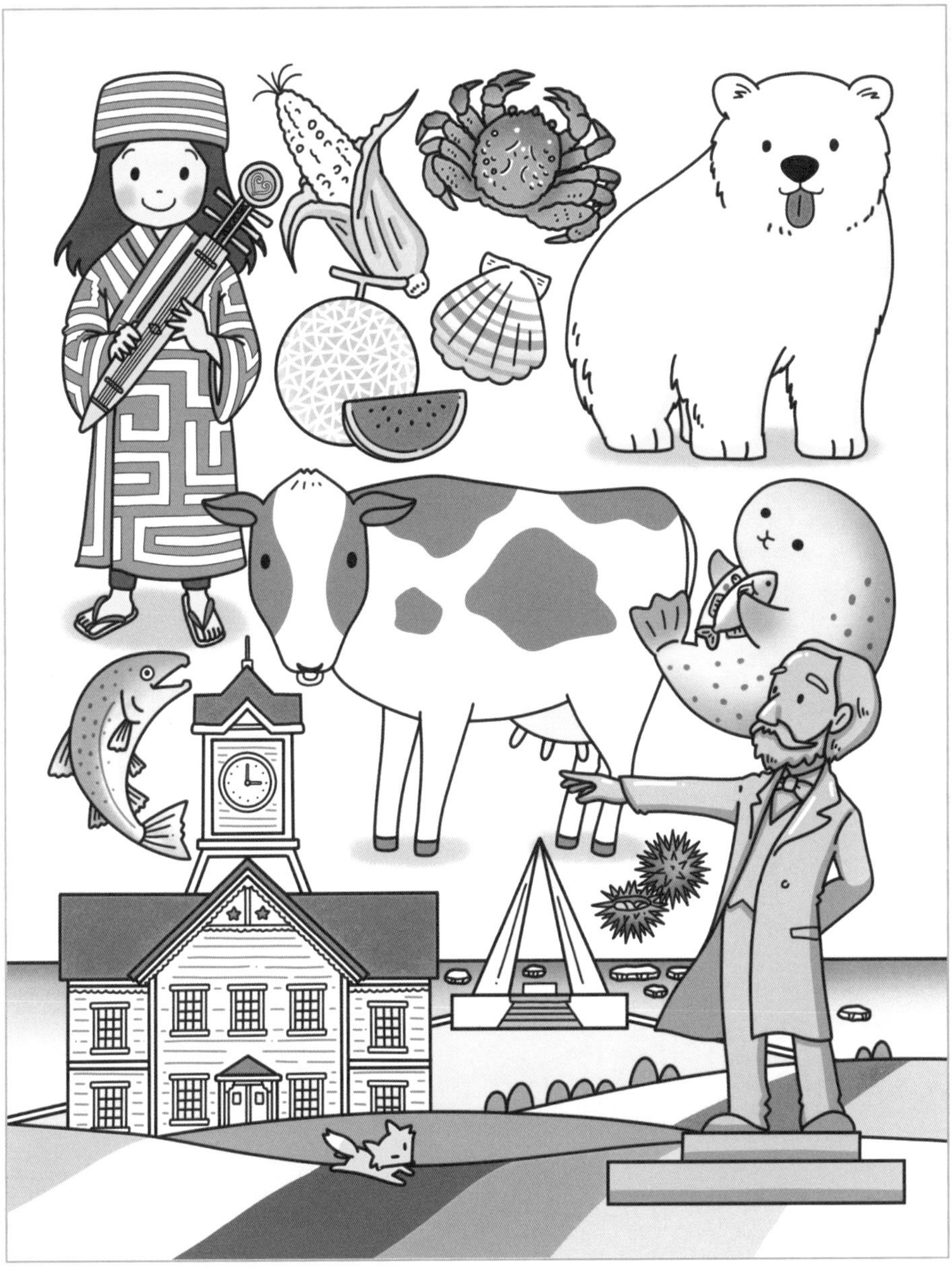


まちがい探しの答えは91ページ

# まちがい探し⑰

制限時間 20秒

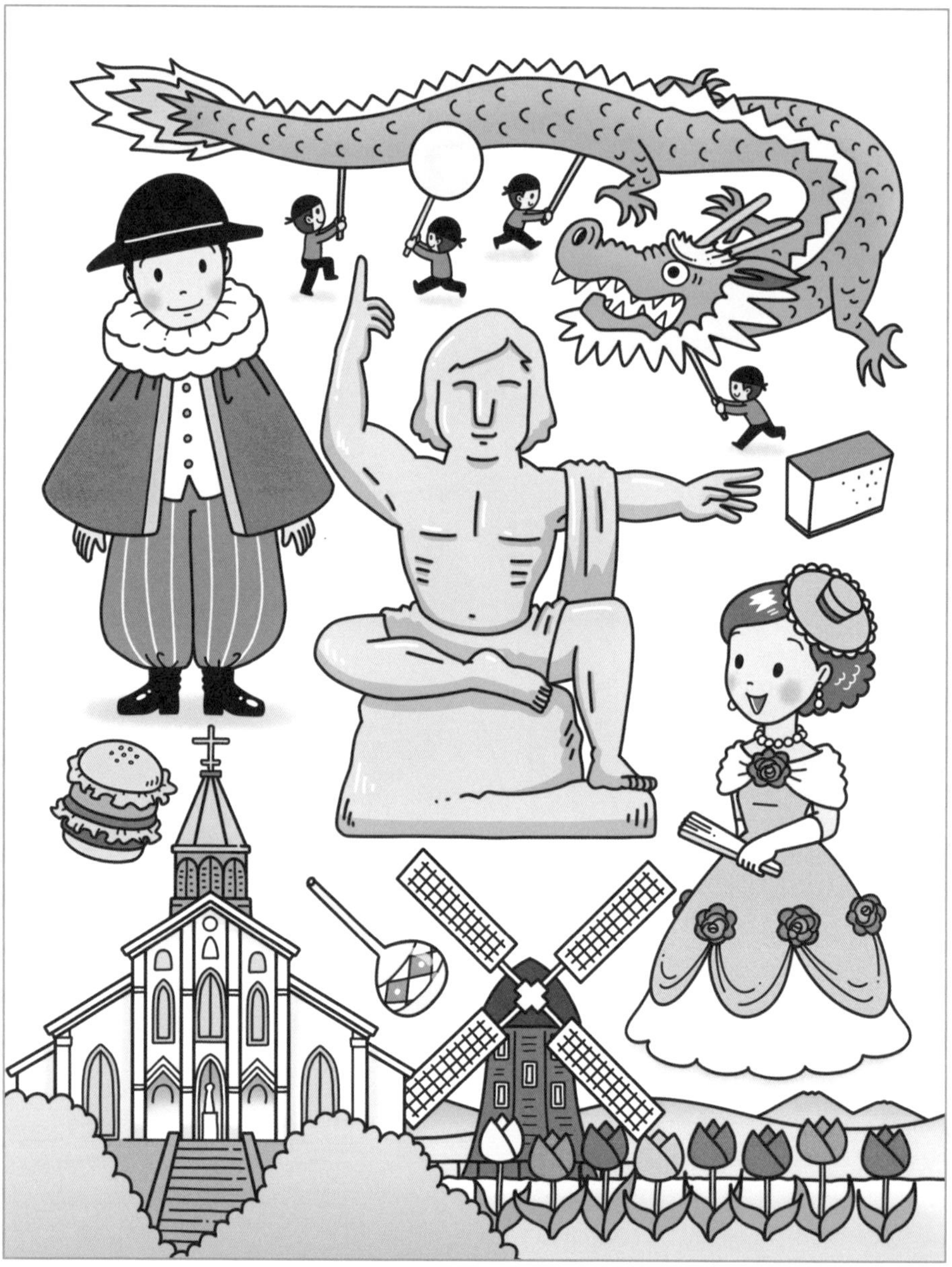

絵を見ずに答えよう！

42～43ページの問題

絵の右下にいた銅像の名前は？↓（答えは95ページ）

1. 2枚の絵にはちがうところが、8つあります。
制限時間内に指は使わず、8ページで紹介したやり方で、目だけでまちがいを見つけましょう。
2. まちがいを全部見つけたら、本の中心に視点を置いて、2枚の絵全体を一度に見てください。
10秒間、絵を見たら次のページの右端に書いてある「問題」に挑戦してみましょう。

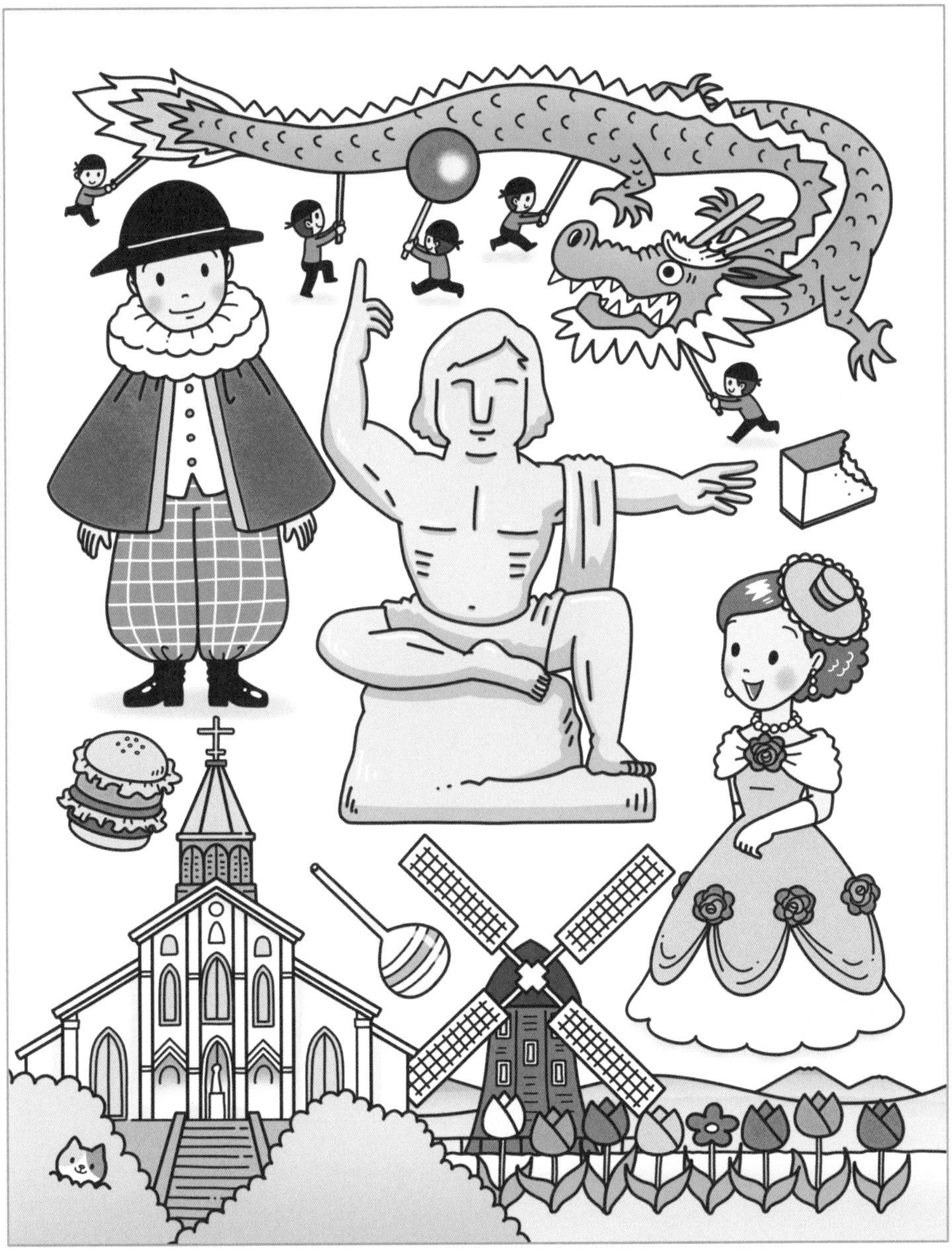

# まちがい探し⑱

制限時間 40秒

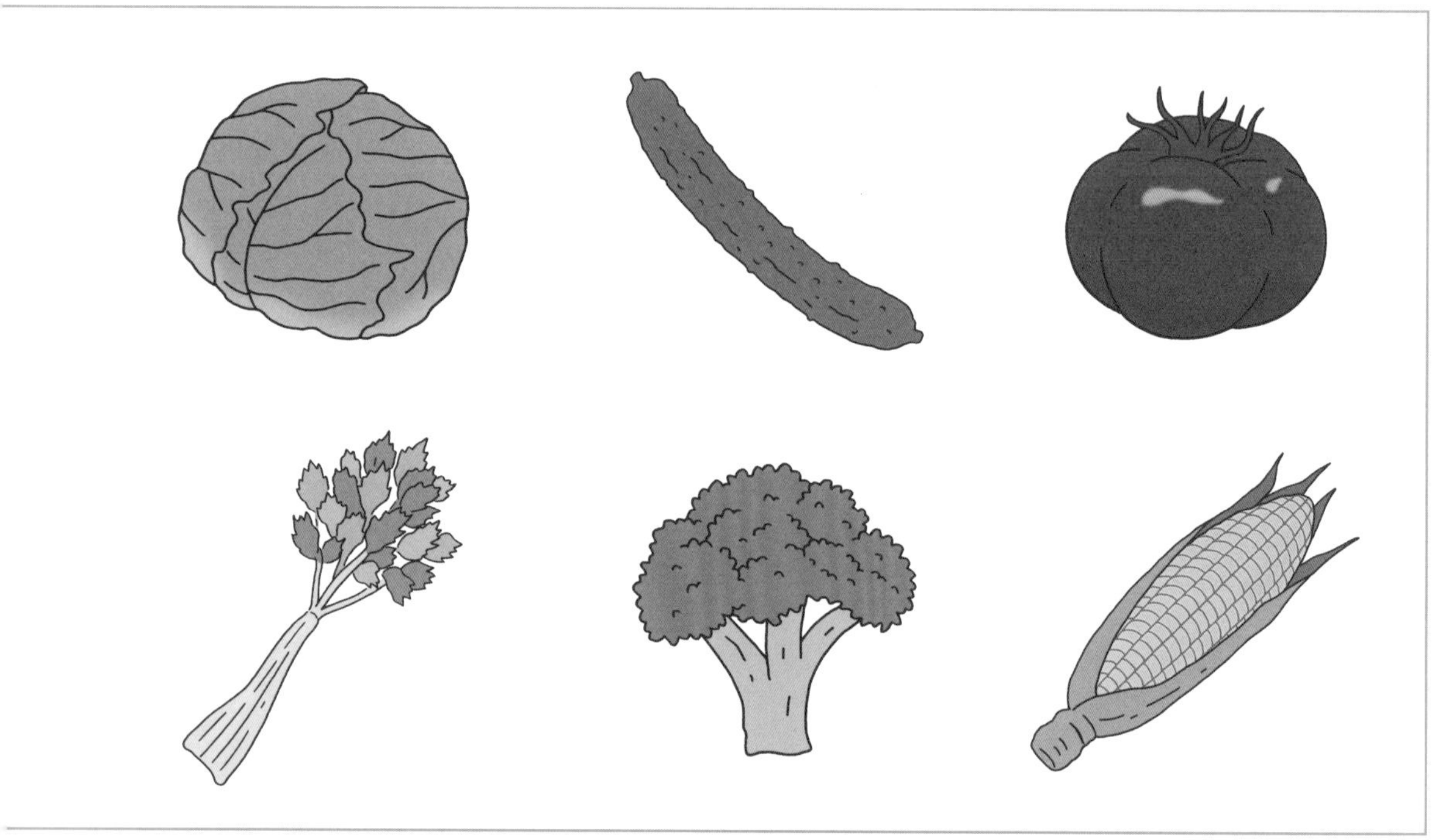

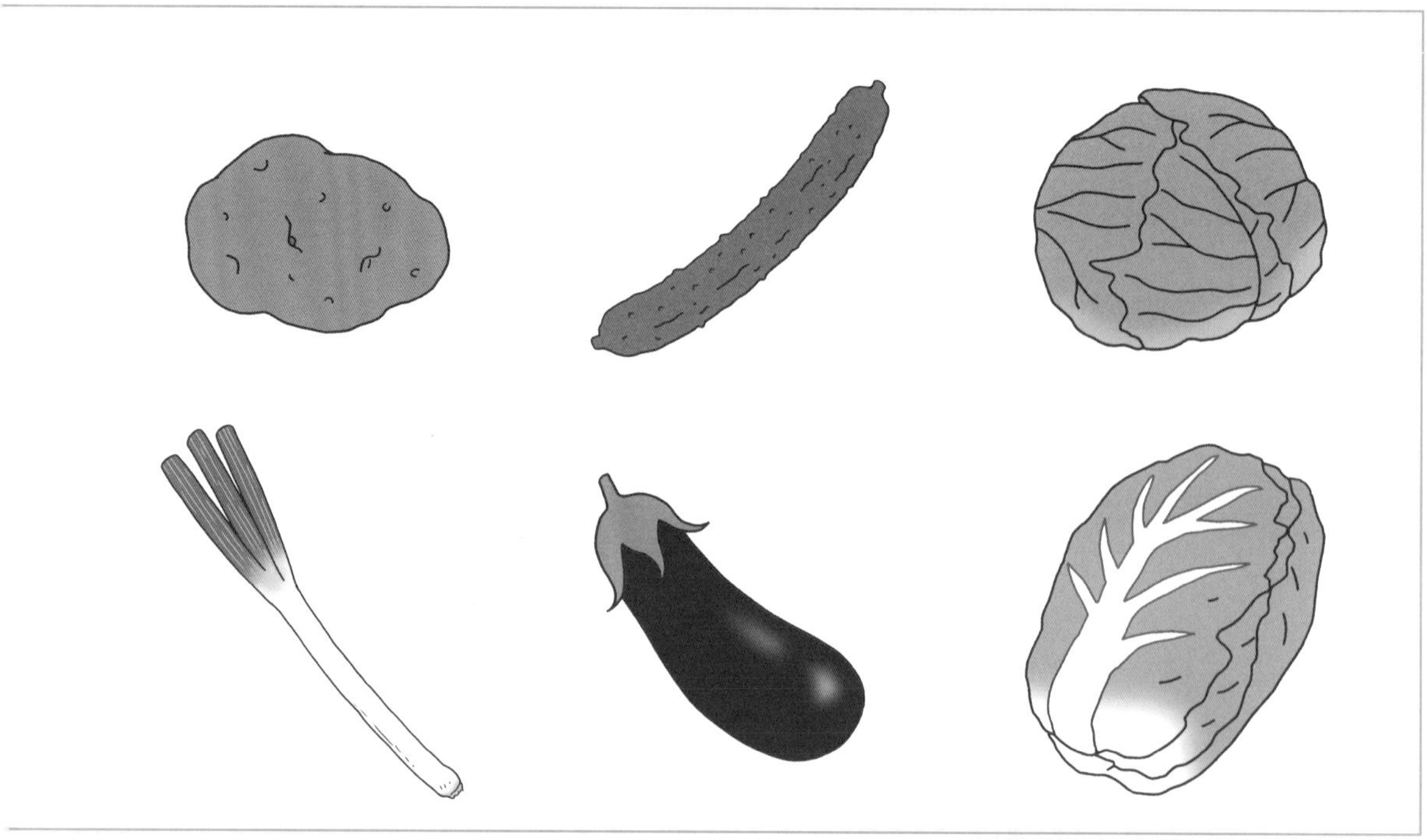

絵を見ずに答えよう！

44～45ページの問題

女の人は右側、左側どちらにいた？↓

（答えは95ページ）

下の絵は上の絵を左右反転させたものです。絵を細かく1つずつ見るのではなく、
できればページ全体を眺めるように見て、①と②の質問に答えましょう。
① 位置がちがっている野菜が4つあります。どれでしょうか。頭の中で下の画像を反転して、見比べてください。
② 絵自体がちがっている野菜が2つあります。どれでしょうか。
まちがいを全部見つけたら、本の中心に視点を置いて、2枚の絵全体を一度に見てください。

10秒間、絵を見たら次のページの右端に書いてある「問題」に挑戦してみましょう。

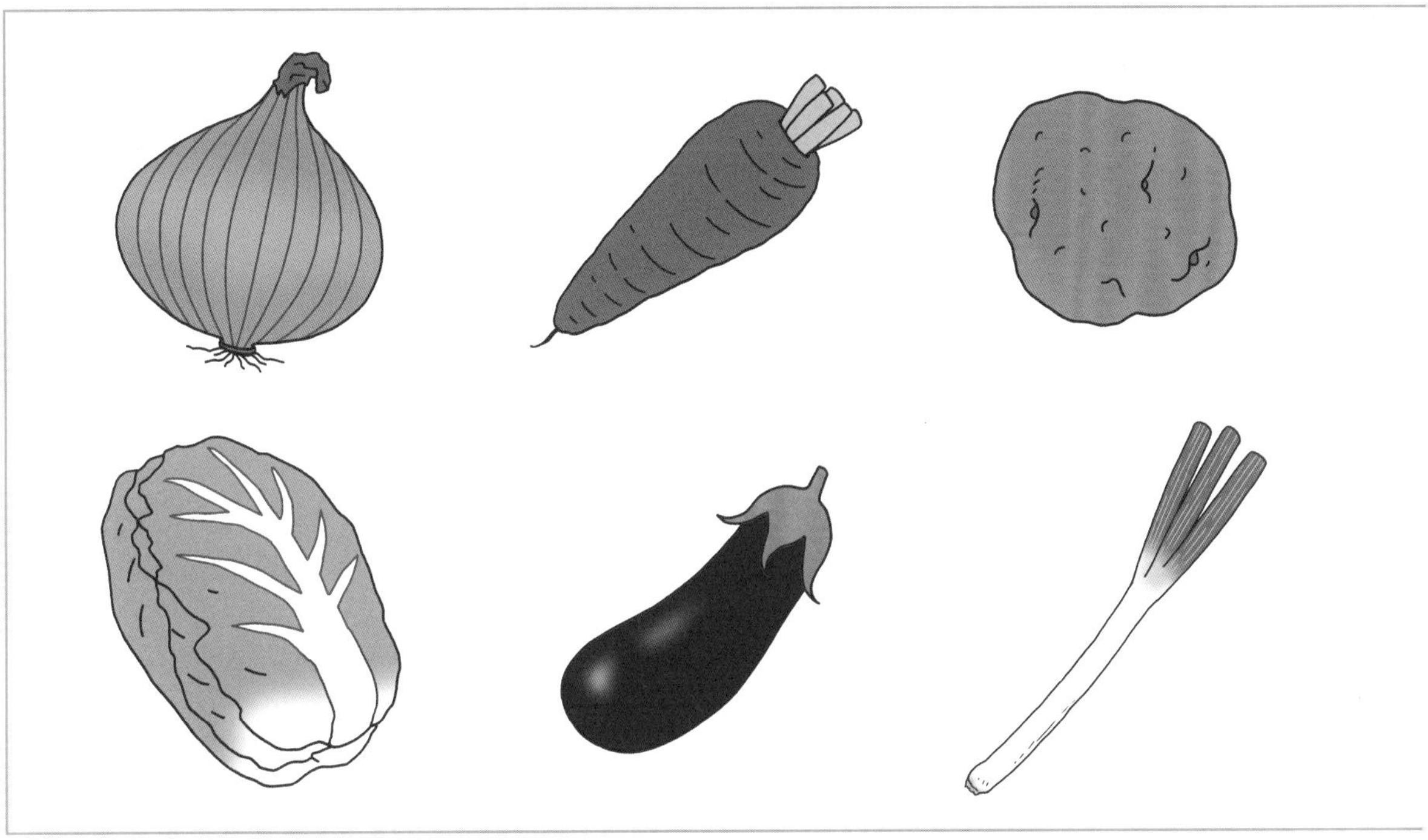

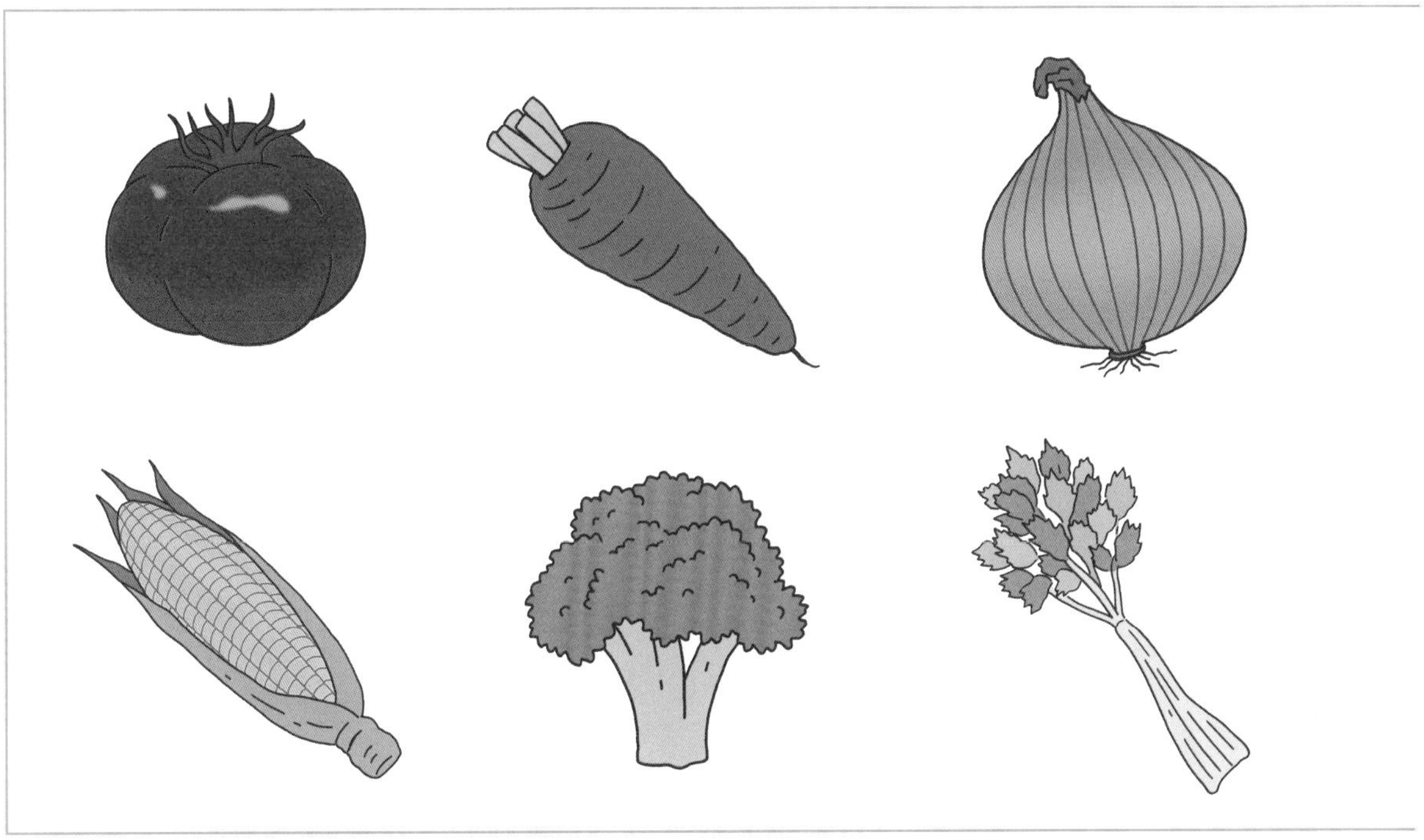

 まちがい探しの答えは91ページ

# まちがい探し⑲

制限時間 20秒

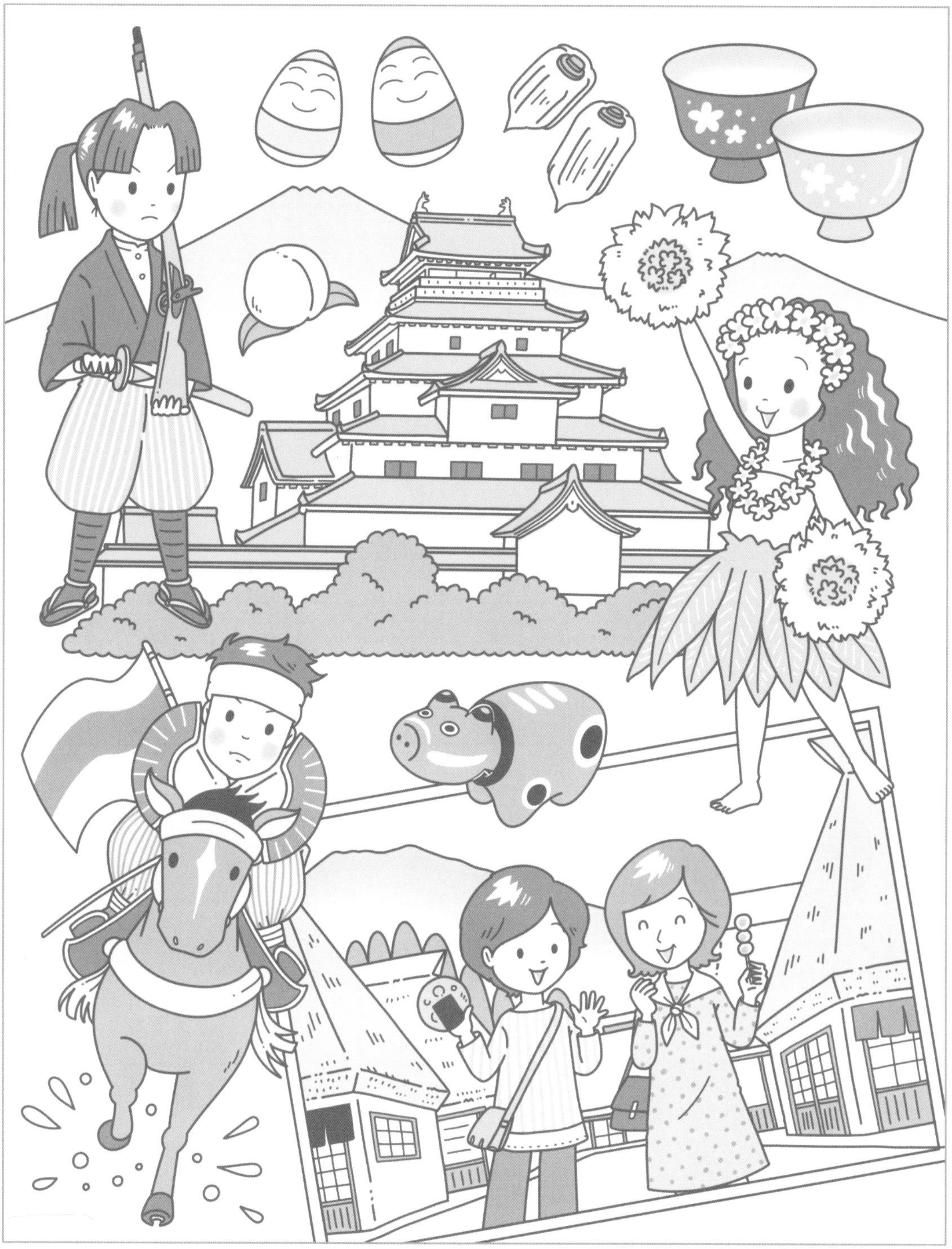

絵を見ずに答えよう！

46〜47ページの問題

絵の中にかぼちゃはあった？↓

（答えは95ページ）

❶ 2枚の絵にはちがうところが、8つあります。
制限時間内に指は使わず、8ページで紹介したやり方で、目だけでまちがいを見つけましょう。

❷ まちがいを全部見つけたら、本の中心に視点を置いて、2枚の絵全体を一度に見てください。
10秒間、絵を見たら次のページの右端に書いてある「問題」に挑戦してみましょう。

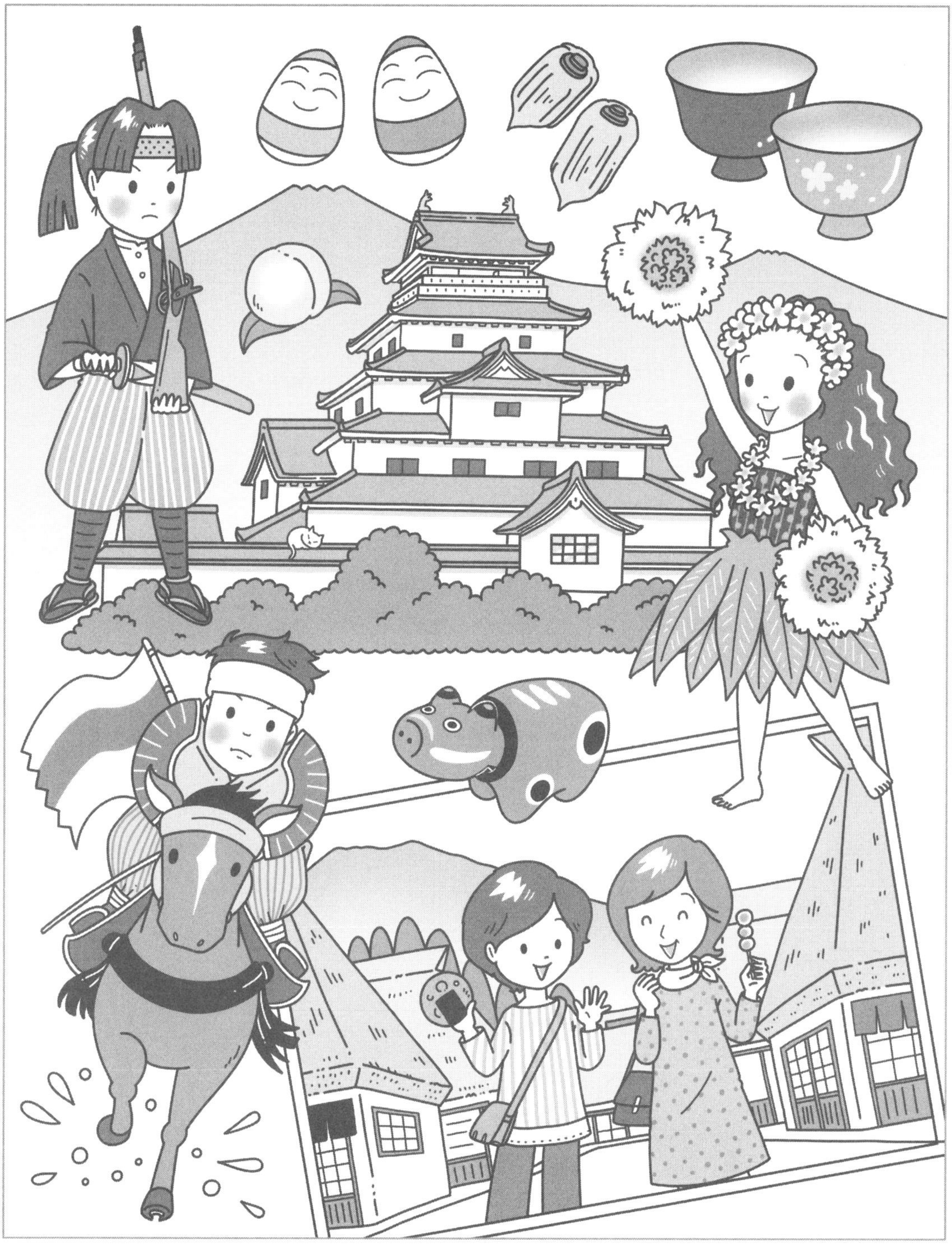


まちがい探しの答えは92ページ

# まちがい探し 20

制限時間 20秒

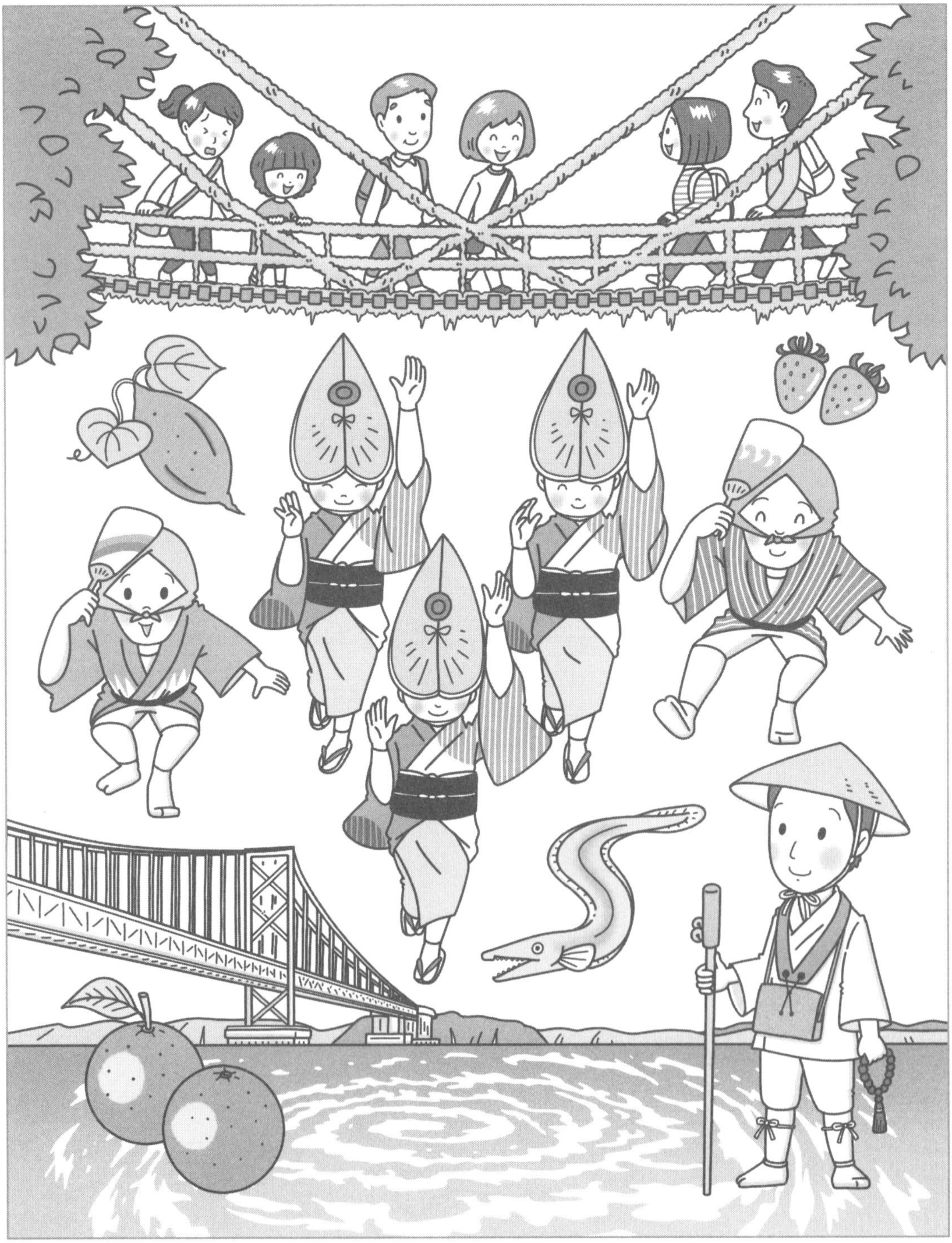

絵を見ずに答えよう！

48～49ページの問題

写真の中の女の人は、ソフトクリームを食べていた？

↓（答えは95ページ）

❶ 2枚の絵にはちがうところが、8つあります。
制限時間内に指は使わず、8ページで紹介したやり方で、目だけでまちがいを見つけましょう。

❷ まちがいを全部見つけたら、本の中心に視点を置いて、2枚の絵全体を一度に見てください。
10秒間、絵を見たら次のページの右端に書いてある「問題」に挑戦してみましょう。

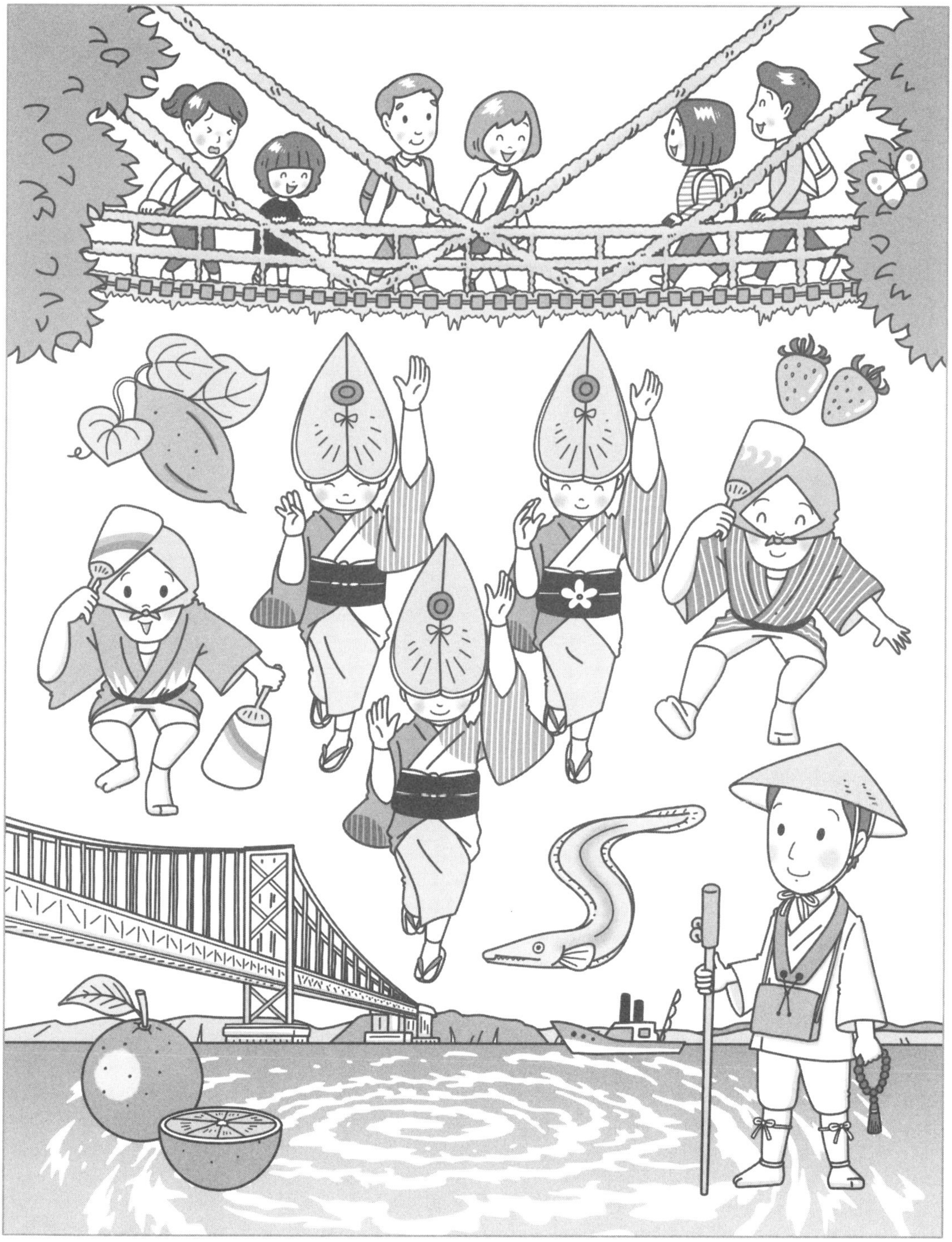


**まちがい探しの答えは92ページ**

# まちがい探し㉑

制限時間 20秒

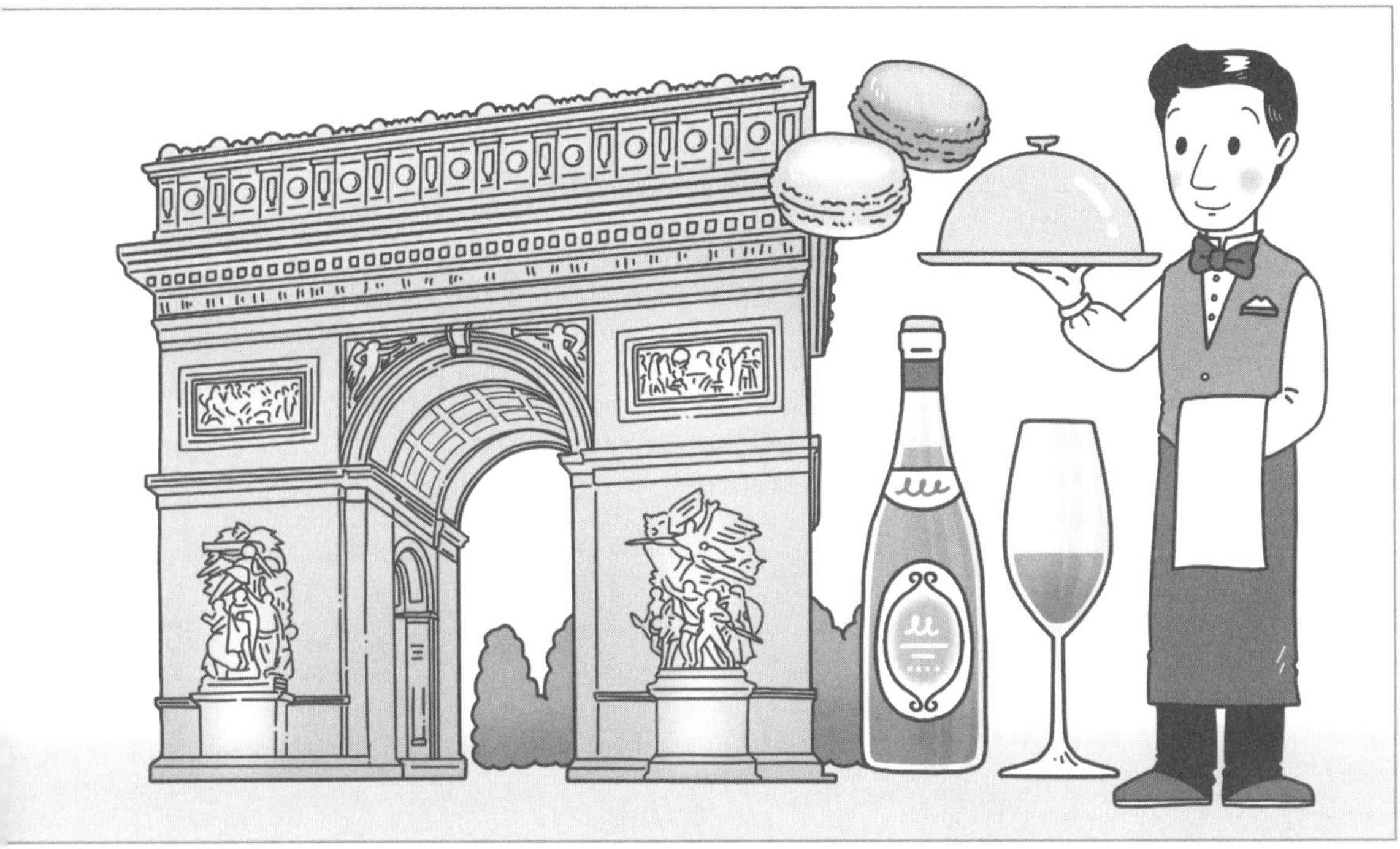

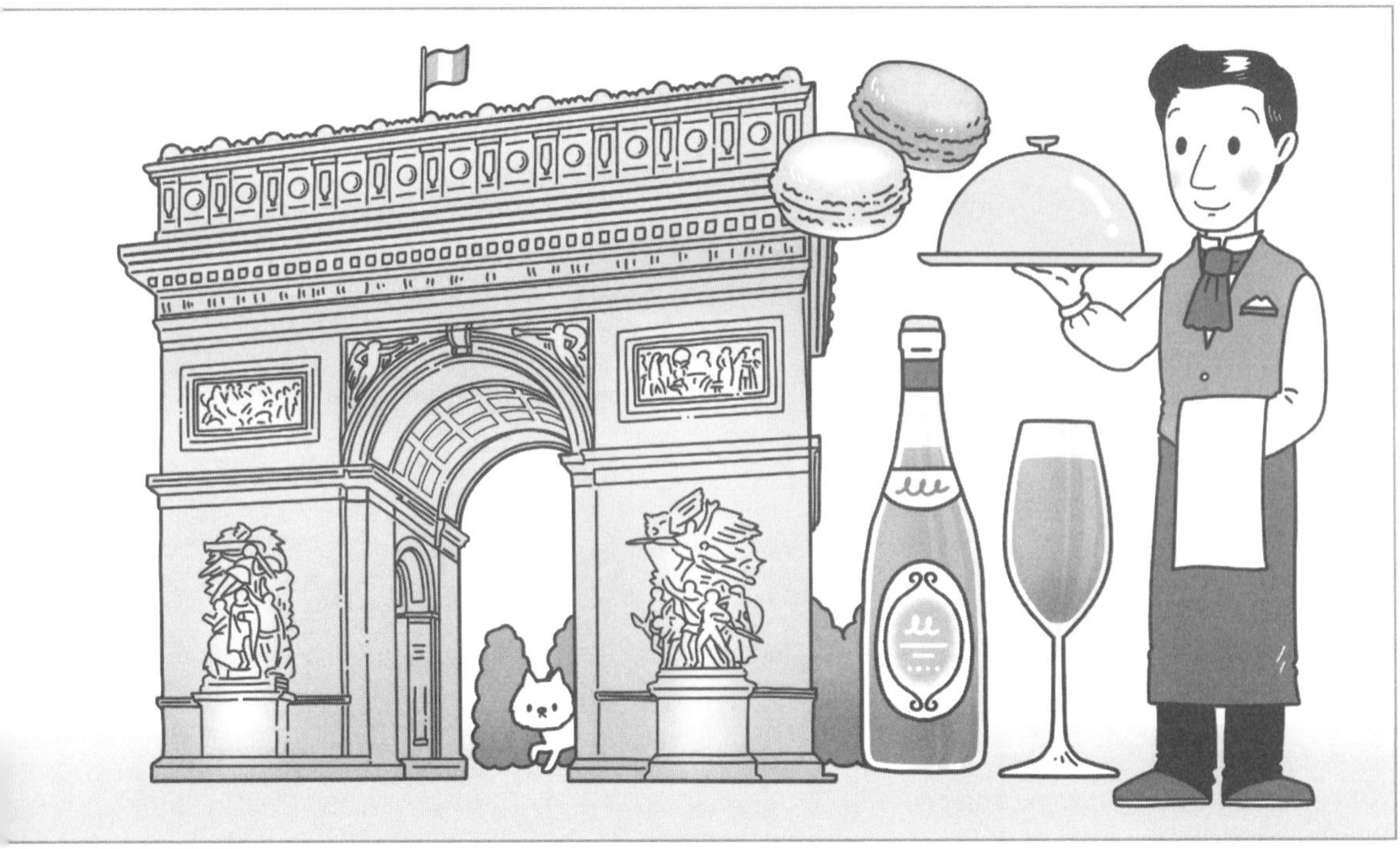

絵を見ずに答えよう！

50～51ページの問題

橋の上、一番右側には誰がいた？

↓

（答えは95ページ）

❶ 2枚の絵にはちがうところが、8つあります。
制限時間内に指は使わず、8ページで紹介したやり方で、目だけでまちがいを見つけましょう。

❷ まちがいを全部見つけたら、本の中心に視点を置いて、2枚の絵全体を一度に見てください。
10秒間、絵を見たら次のページの右端に書いてある「問題」に挑戦してみましょう。

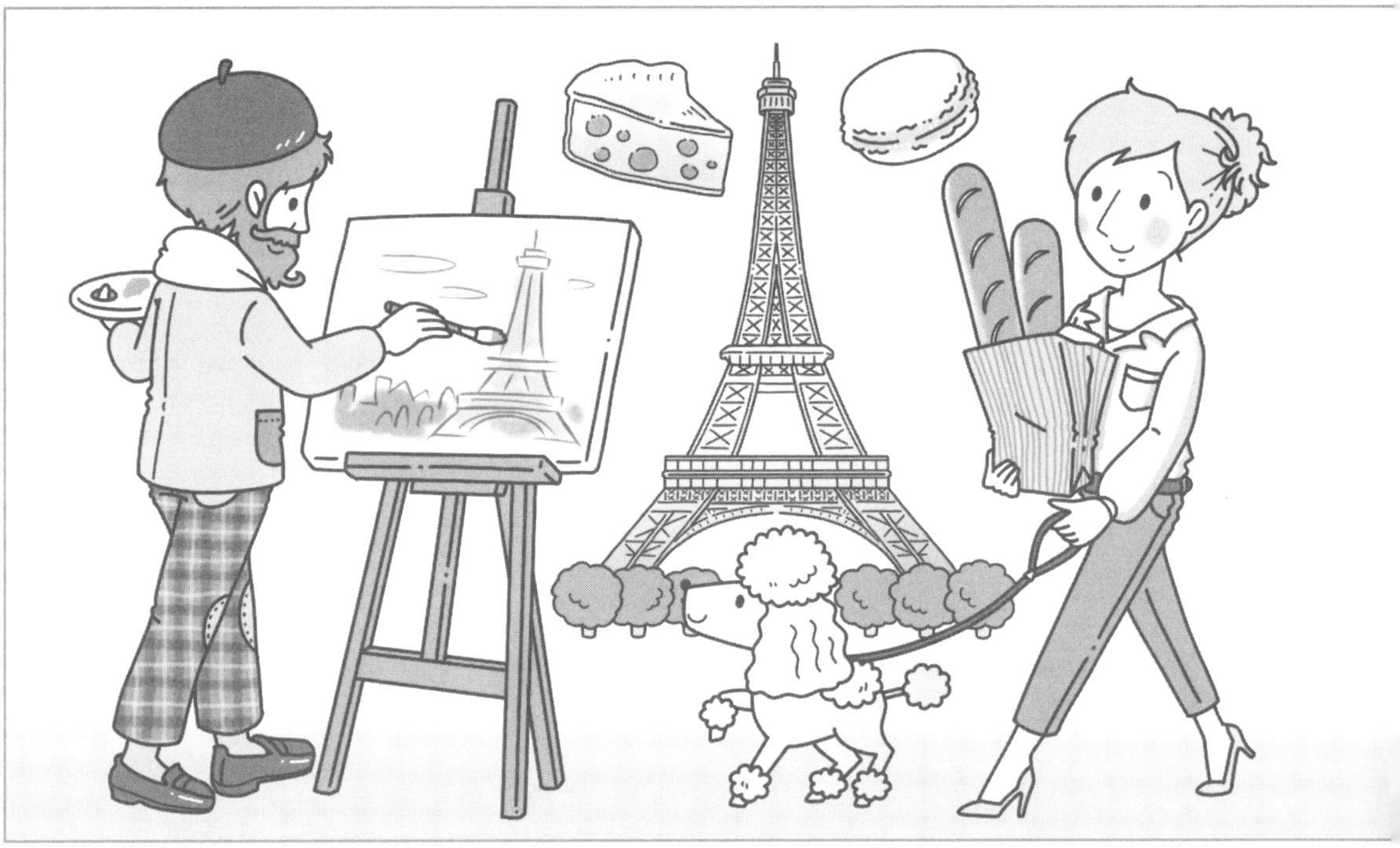

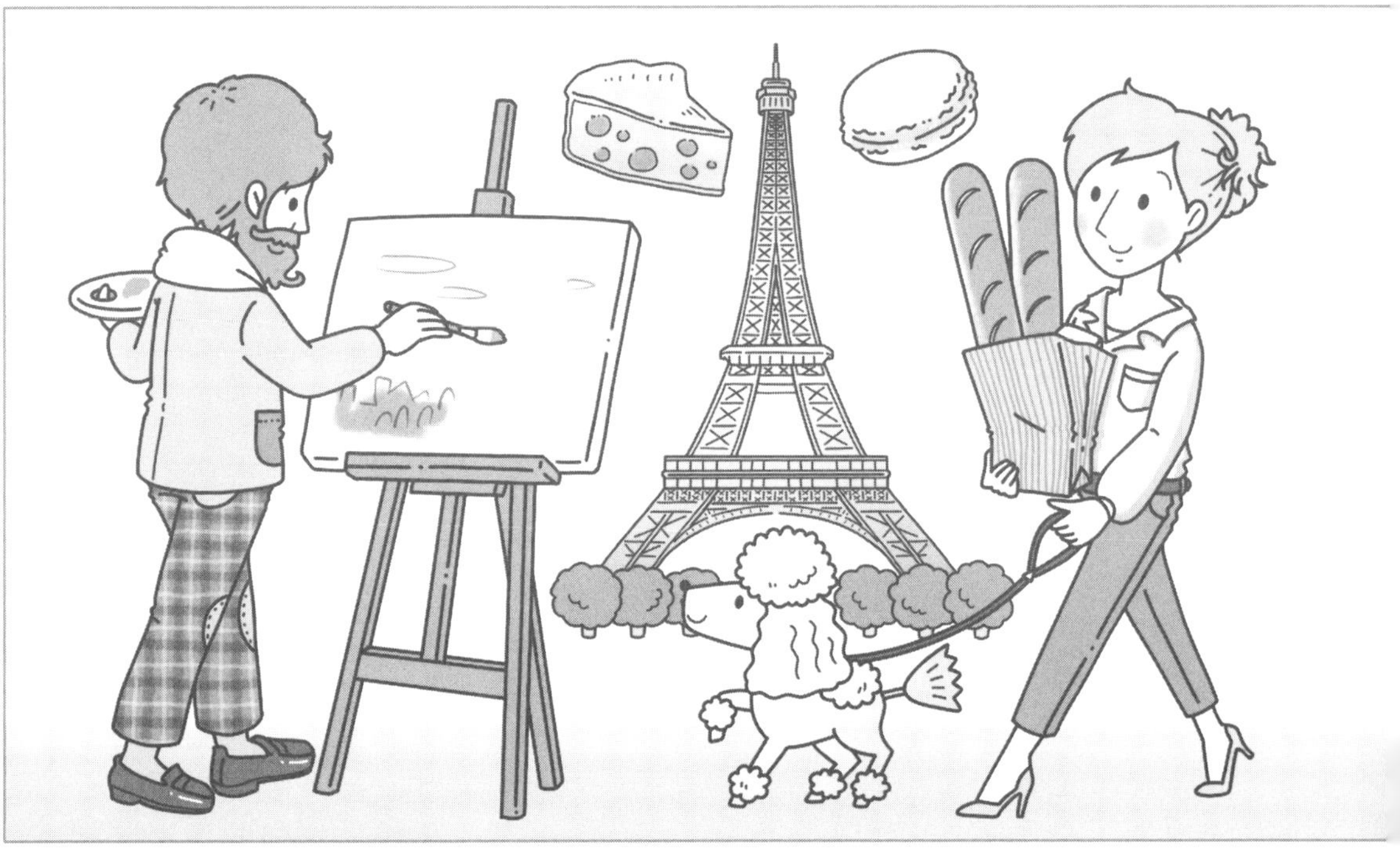


まちがい探しの答えは92ページ

# まちがい探し㉒

制限時間 20秒

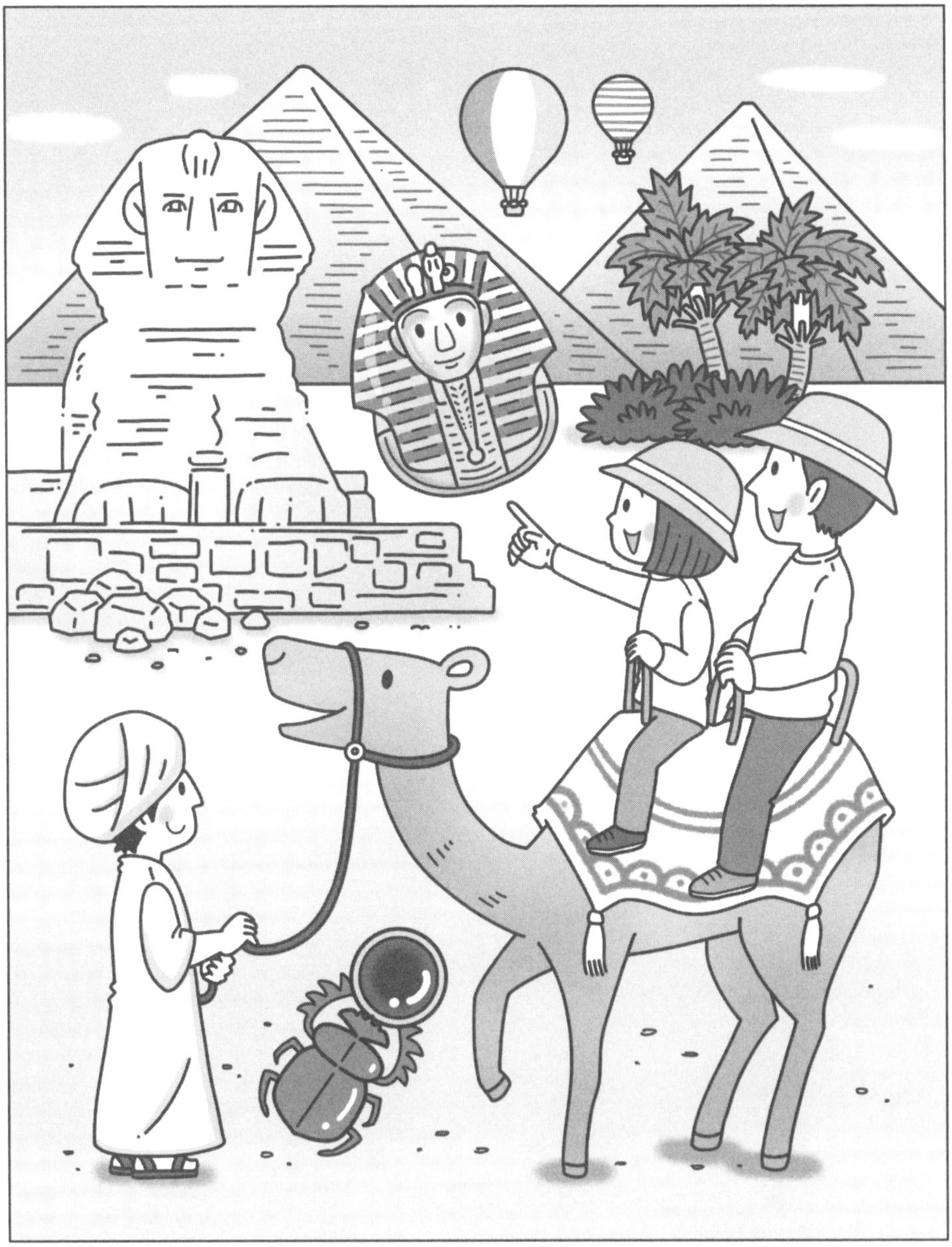

絵を見ずに答えよう！

52〜53ページの問題

女の人が連れていた犬の種類は？↓

（答えは95ページ）

❶ 2枚の絵にはちがうところが、8つあります。
制限時間内に指は使わず、8ページで紹介したやり方で、目だけでまちがいを見つけましょう。

❷ まちがいを全部見つけたら、本の中心に視点を置いて、2枚の絵全体を一度に見てください。
10秒間、絵を見たら次のページの右端に書いてある「問題」に挑戦してみましょう。

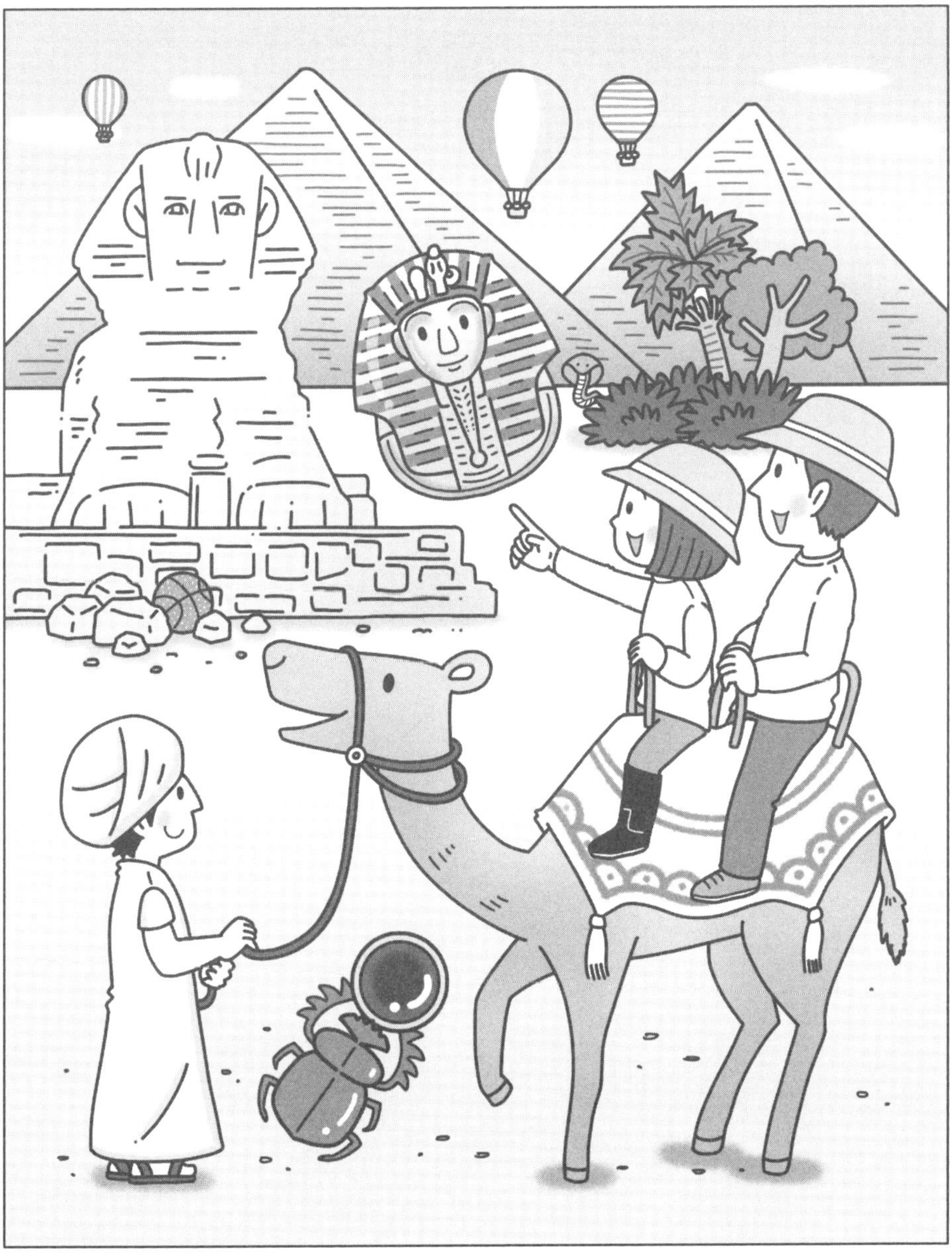


まちがい探しの答えは92ページ

# まちがい探し㉓

制限時間 20秒

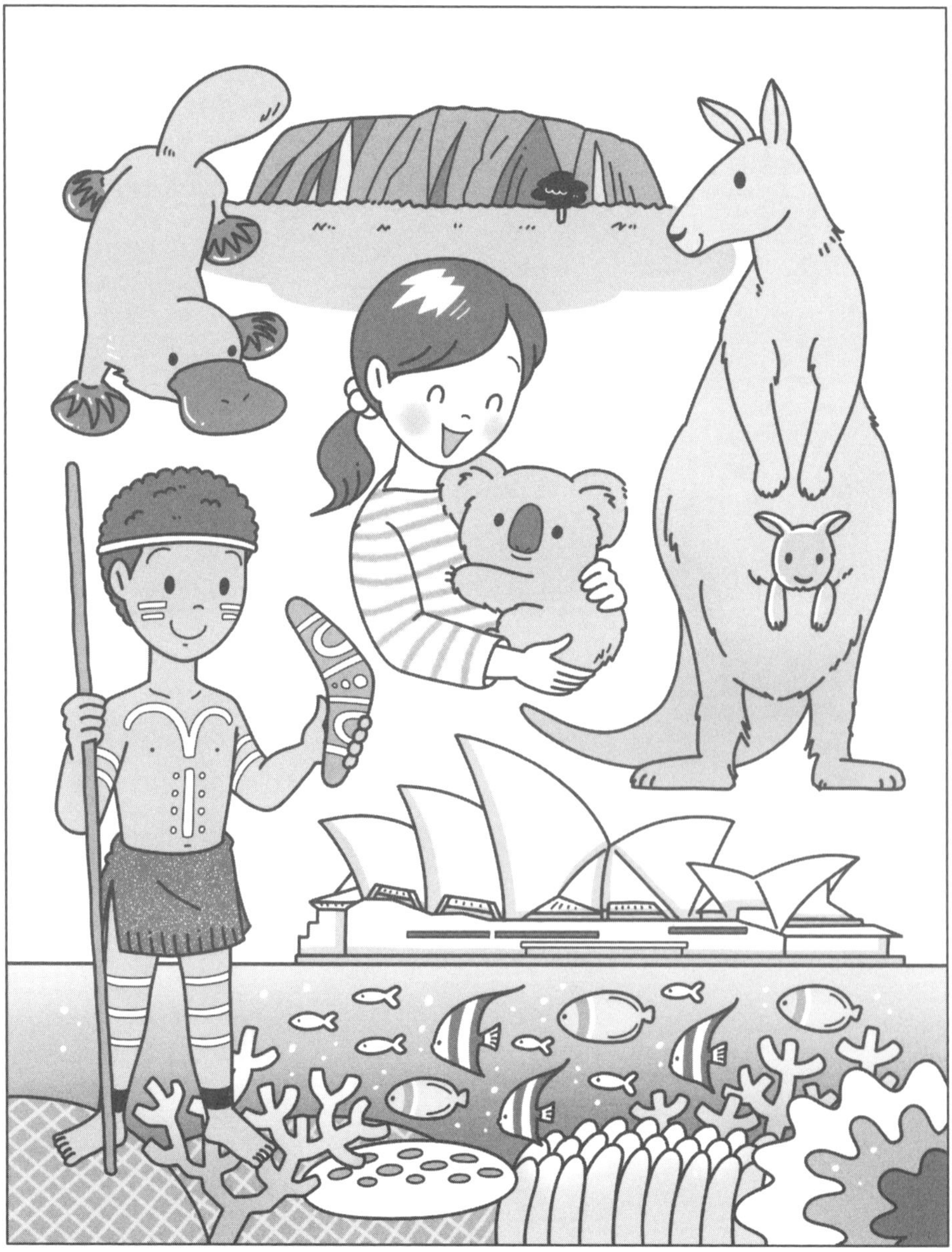

絵を見ずに答えよう！

54〜55ページの問題

ラクダに乗っている女の人は帽子をかぶっていた？↓

（答えは95ページ）

❶ 2枚の絵にはちがうところが、8つあります。
制限時間内に指は使わず、8ページで紹介したやり方で、目だけでまちがいを見つけましょう。

❷ まちがいを全部見つけたら、本の中心に視点を置いて、2枚の絵全体を一度に見てください。
10秒間、絵を見たら次のページの右端に書いてある「問題」に挑戦してみましょう。

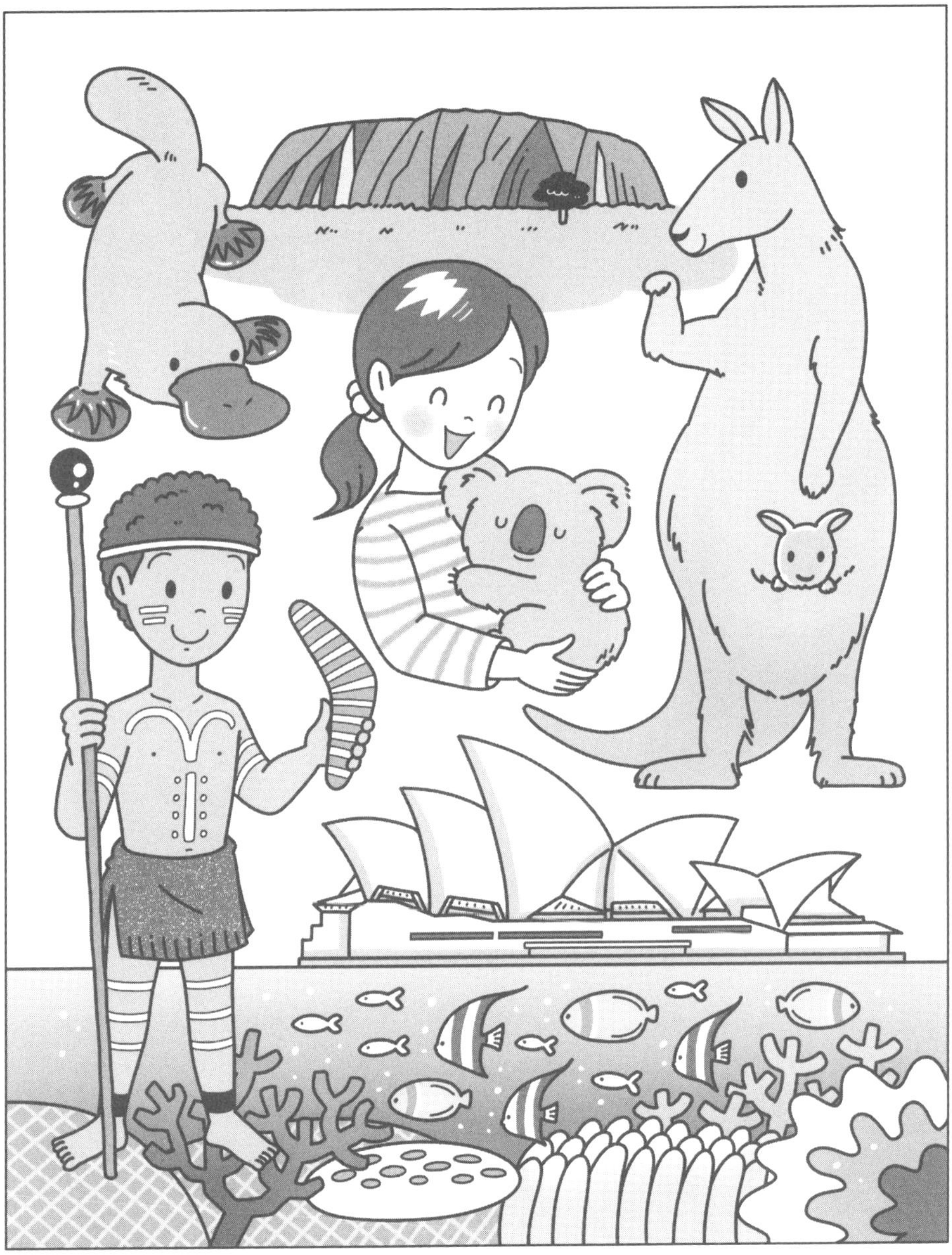


まちがい探しの答えは92ページ

# 同じもの探し❶

制限時間 40秒

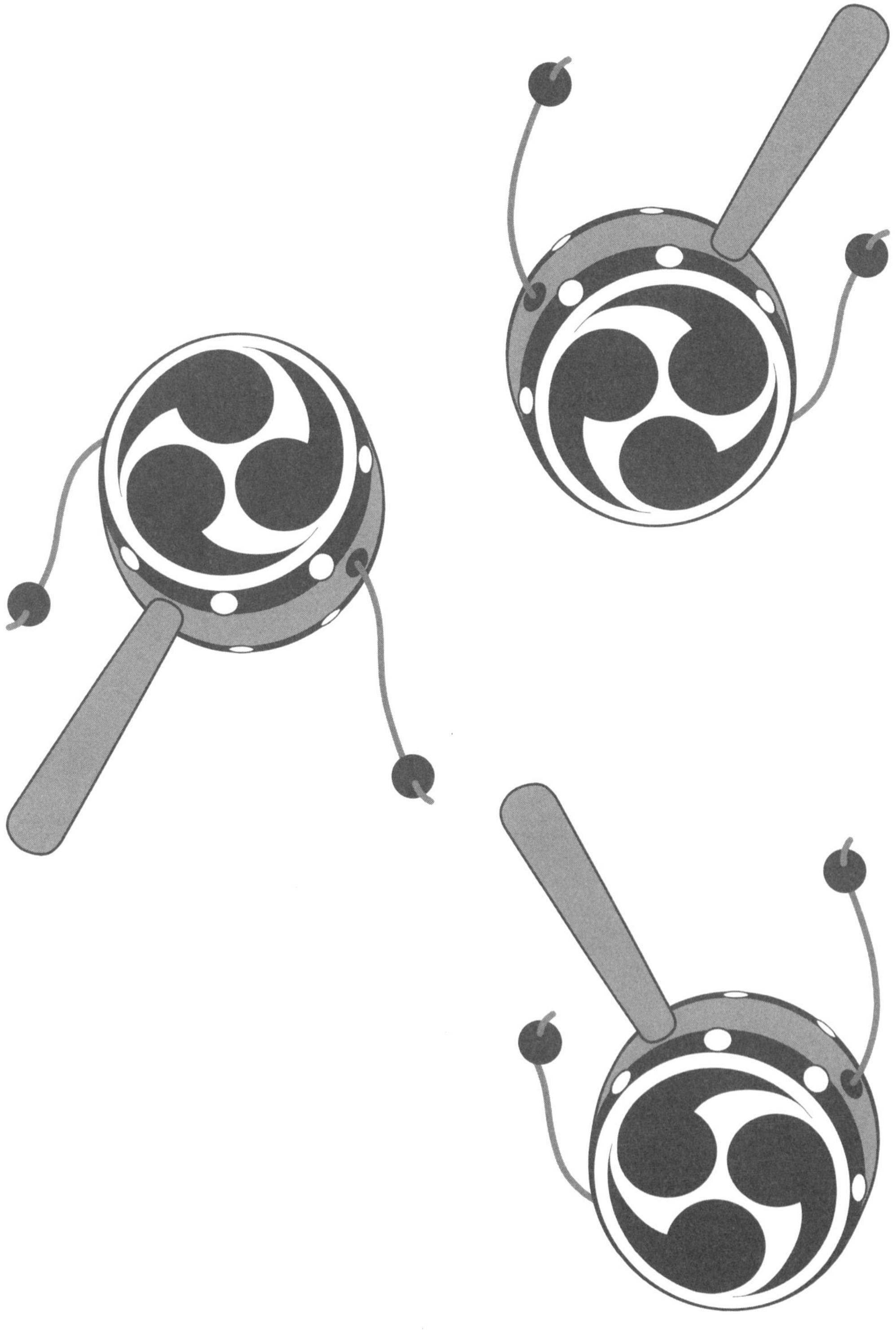

絵を見ずに答えよう！

56～57ページの問題

コアラを抱いていた女の人の服装は？↓

（答えは95ページ）

左上のでんでん太鼓と同じ太鼓が1つあります。どれでしょうか。
同じものを見つけたら、本の中心に視点を置いて、絵全体を一度に見てください。
10秒間、絵を見たら次のページの右端に書いてある「問題」に挑戦してみましょう。

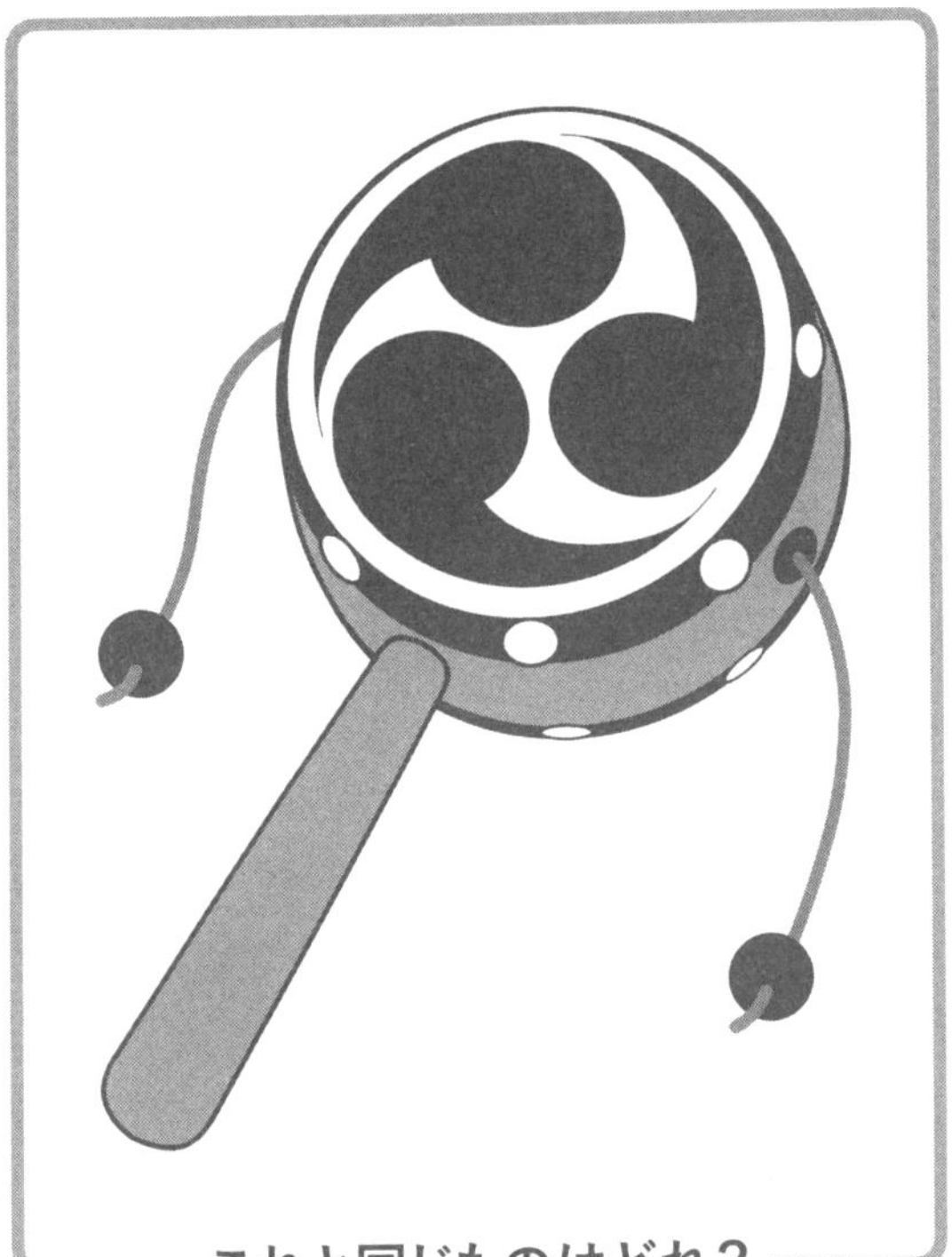

これと同じものはどれ？

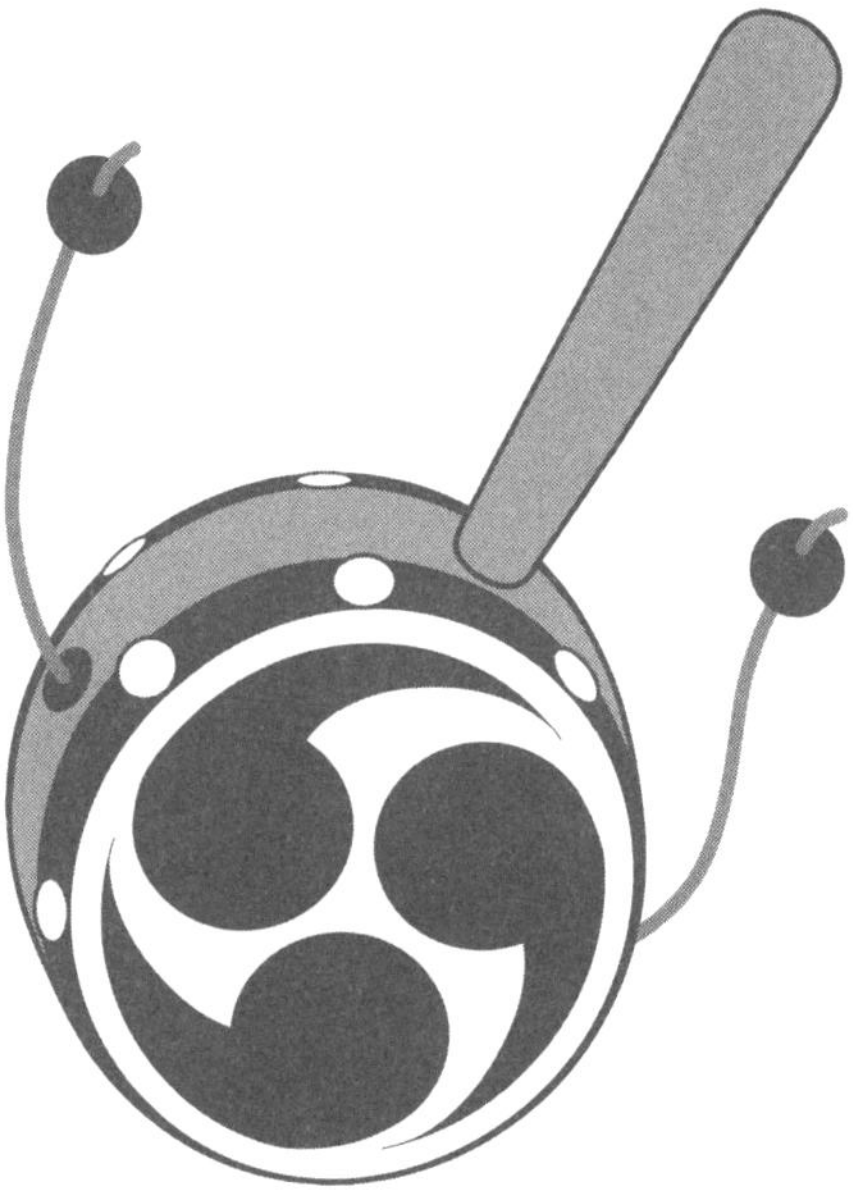

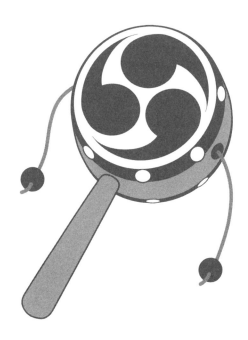

答えは92ページ

# まちがい探し㉔

制限時間 20秒

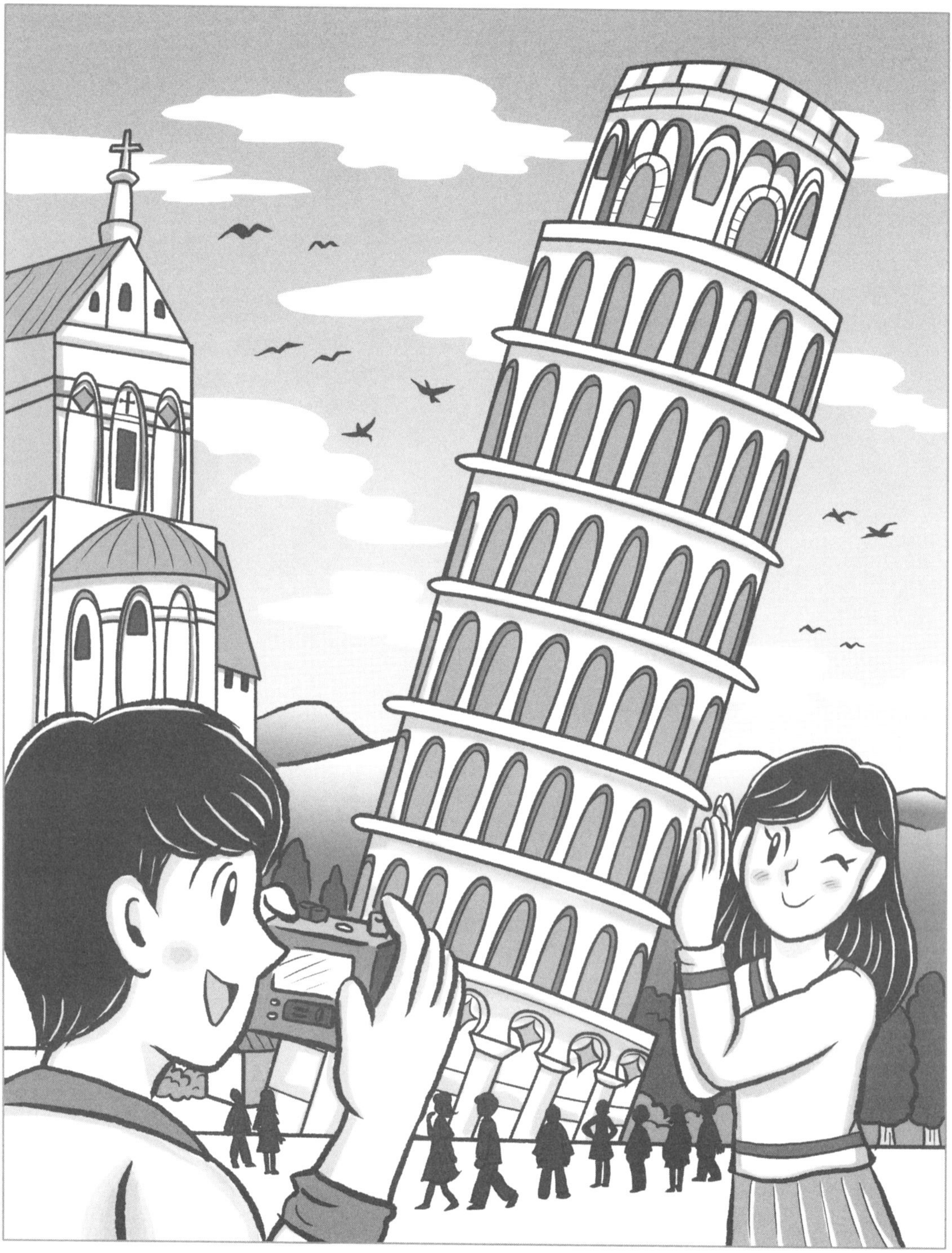

絵を見ずに答えよう！

58〜59ページの問題

右上にあった太鼓の柄《え》はどっちを向いていた？↓

（答えは95ページ）

❶ 2枚の絵にはちがうところが、8つあります。
制限時間内に指は使わず、8ページで紹介したやり方で、目だけでまちがいを見つけましょう。

❷ まちがいを全部見つけたら、本の中心に視点を置いて、2枚の絵全体を一度に見てください。
10秒間、絵を見たら次のページの右端に書いてある「問題」に挑戦してみましょう。

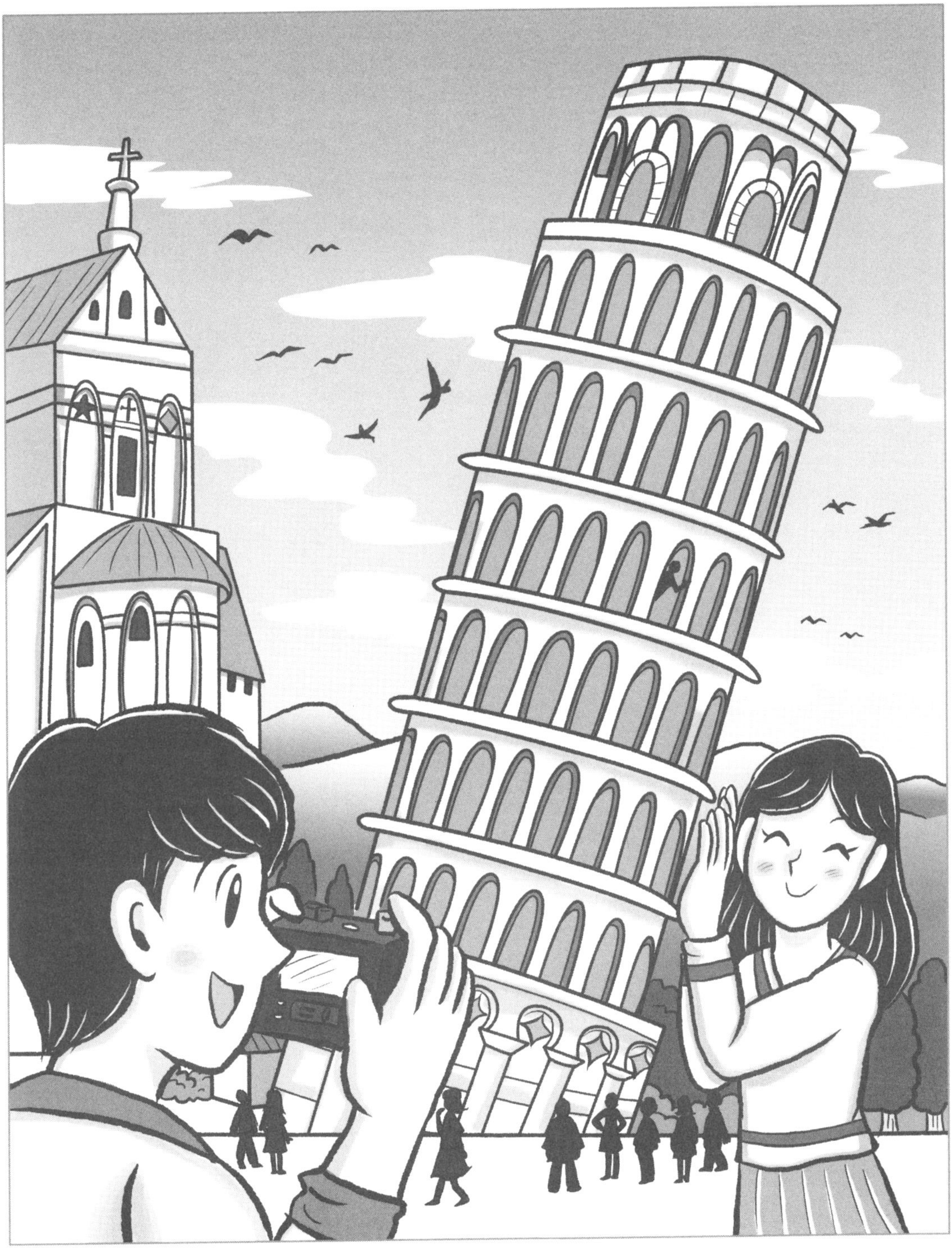



まちがい探しの答えは93ページ

# まちがい探し㉕

制限時間 20秒

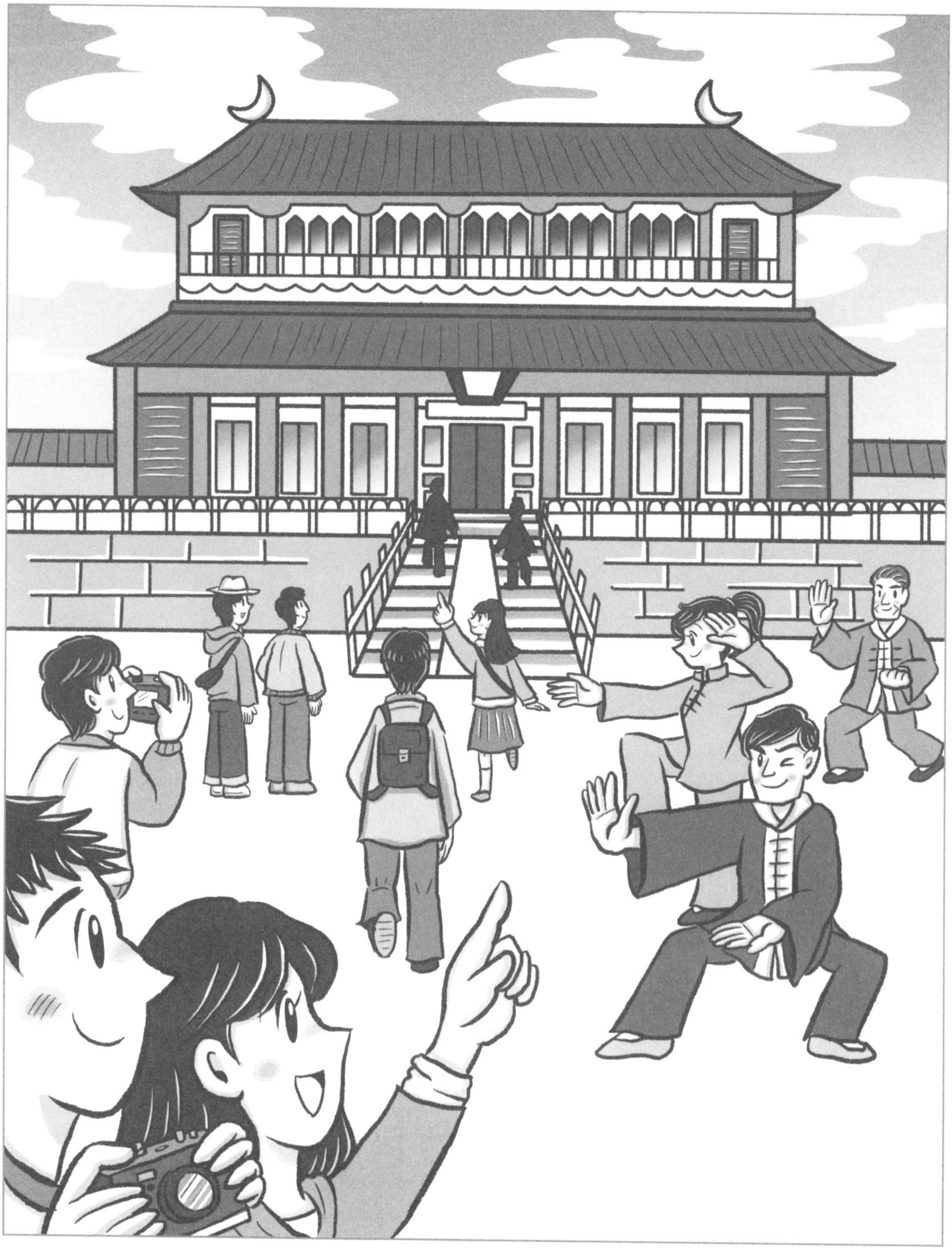

絵を見ずに答えよう！

60〜61ページの問題

右下にいた女の人の髪型は？↓

（答えは95ページ）

❶ 2枚の絵にはちがうところが、8つあります。
制限時間内に指は使わず、8ページで紹介したやり方で、目だけでまちがいを見つけましょう。

❷ まちがいを全部見つけたら、本の中心に視点を置いて、2枚の絵全体を一度に見てください。
10秒間、絵を見たら次のページの右端に書いてある「問題」に挑戦してみましょう。

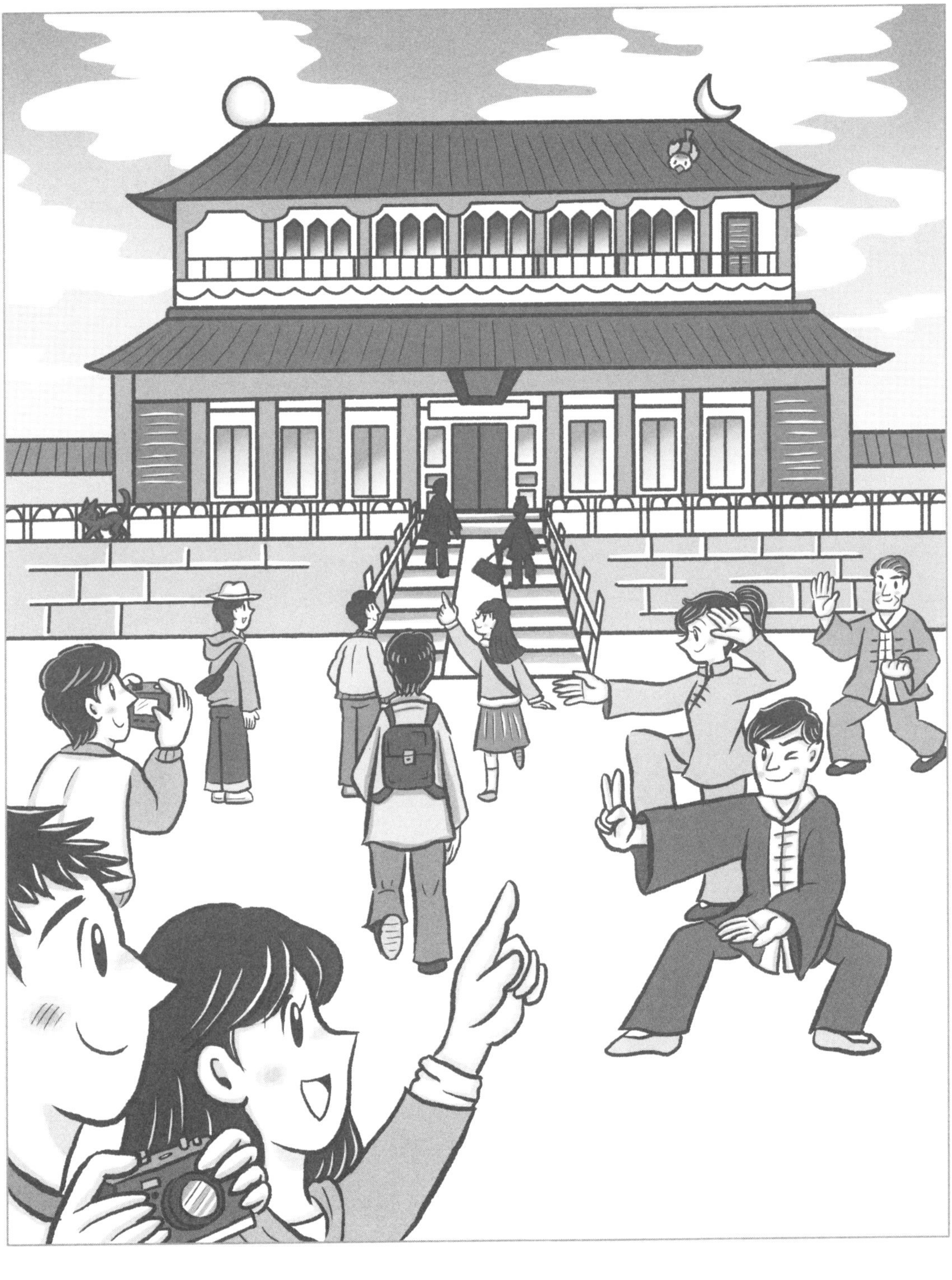


まちがい探しの答えは93ページ

# まちがい探し㉖

制限時間 20秒

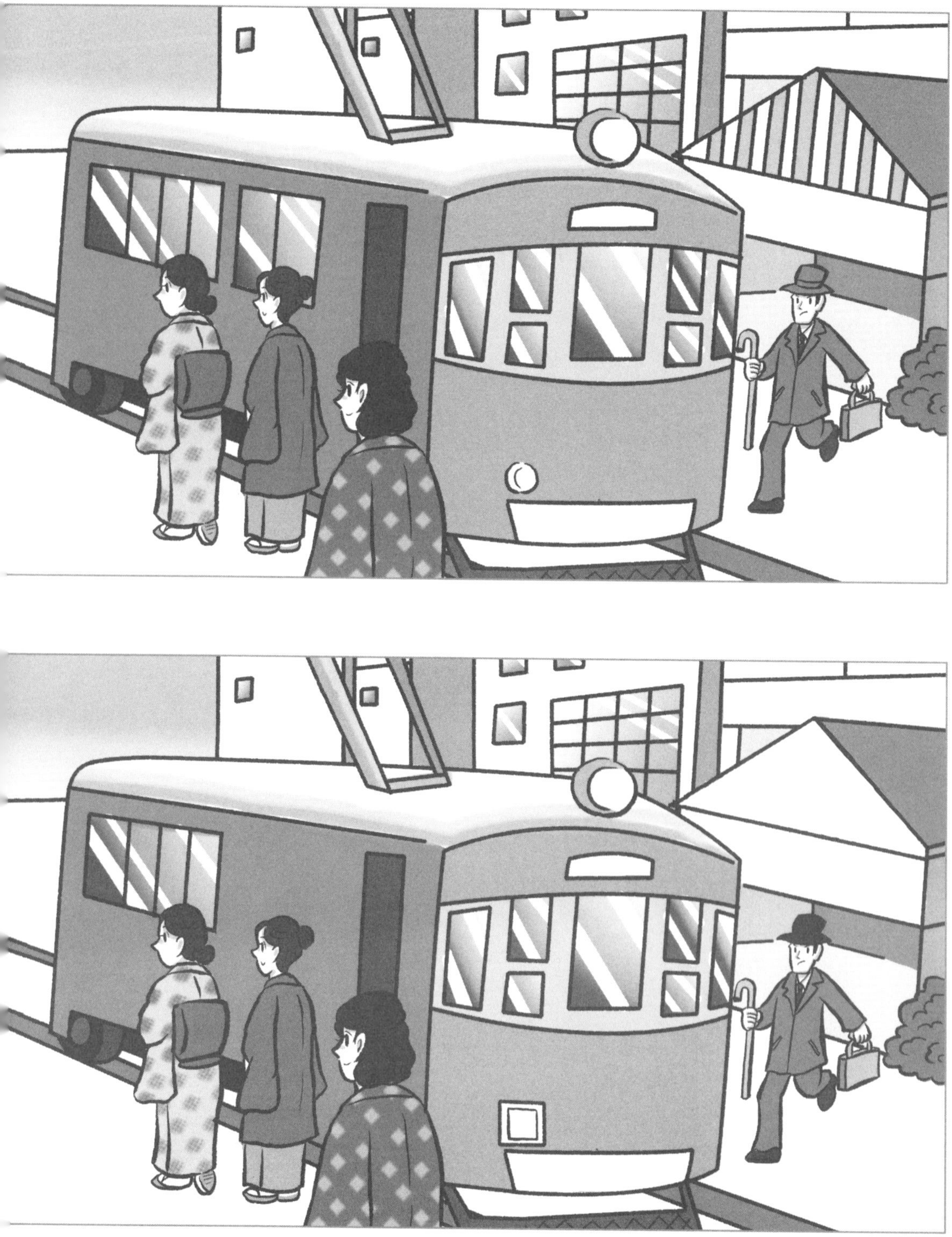

絵を見ずに答えよう！

62〜63ページの問題

カメラを持った人は何人いた（1枚の絵につき）？↓

（答えは95ページ）

❶ 2枚の絵にはちがうところが、8つあります。
制限時間内に指は使わず、8ページで紹介したやり方で、目だけでまちがいを見つけましょう。

❷ まちがいを全部見つけたら、本の中心に視点を置いて、2枚の絵全体を一度に見てください。
10秒間、絵を見たら次のページの右端に書いてある「問題」に挑戦してみましょう。

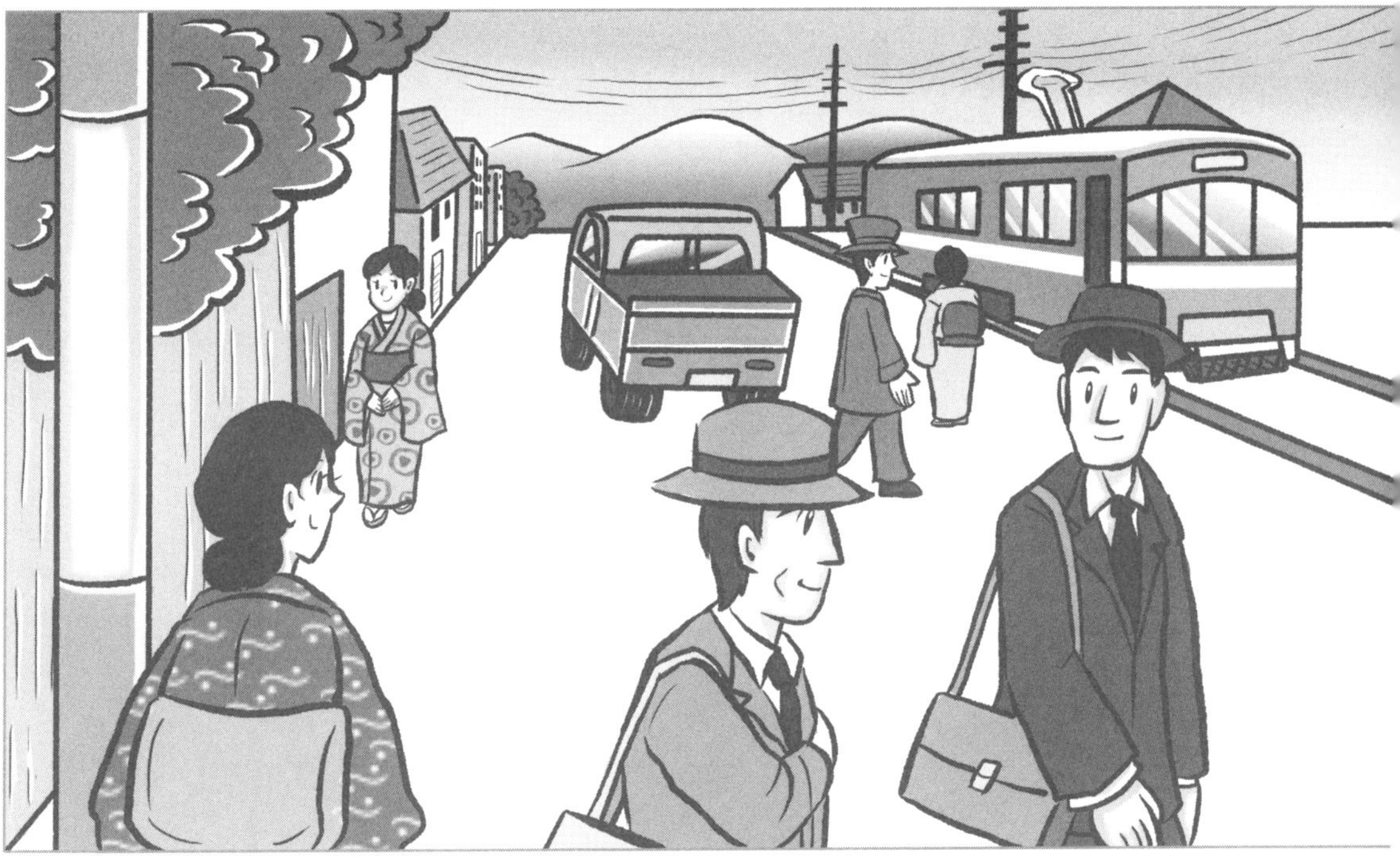

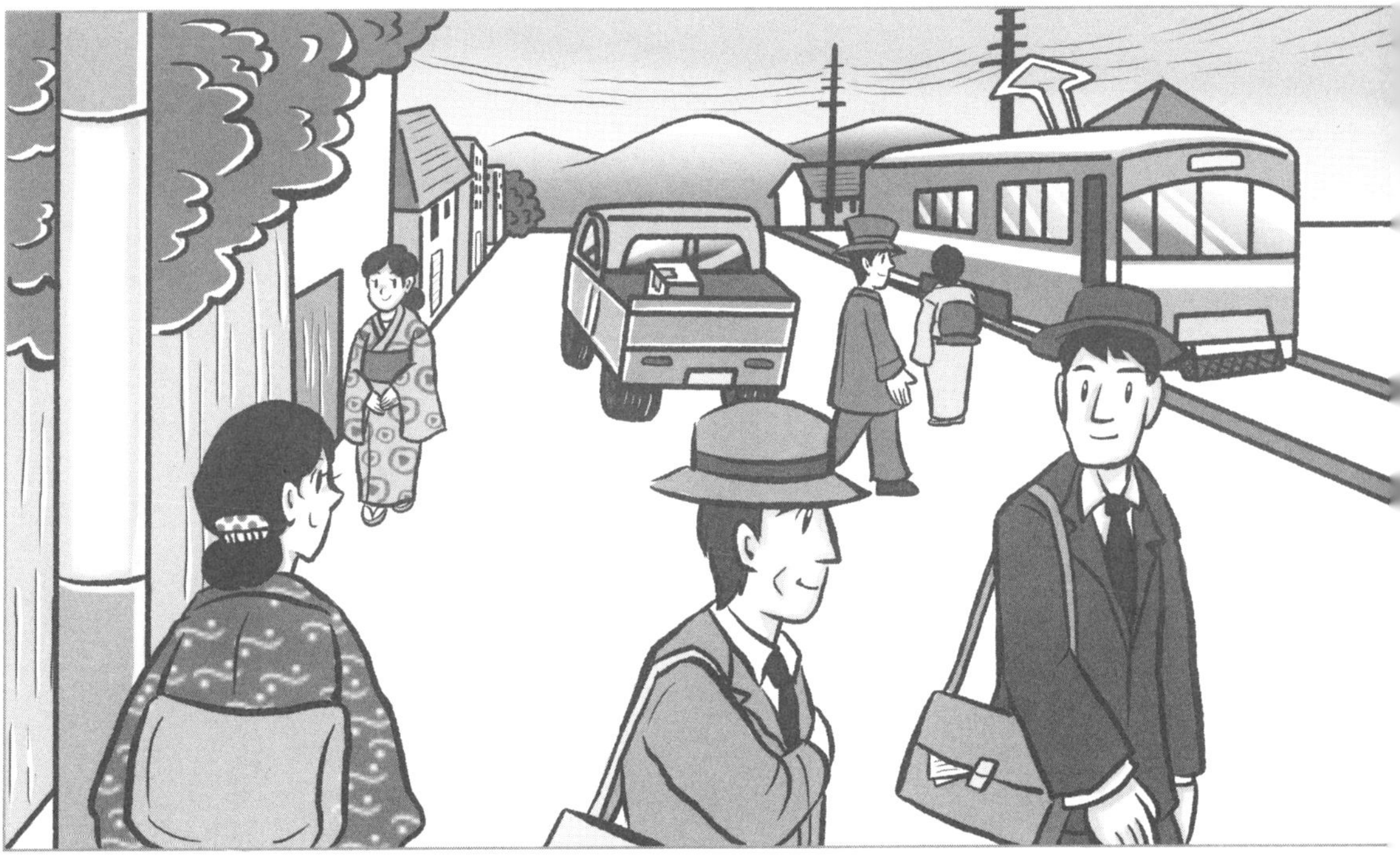

 まちがい探しの答えは93ページ

# まちがい探し ㉗

制限時間 20秒

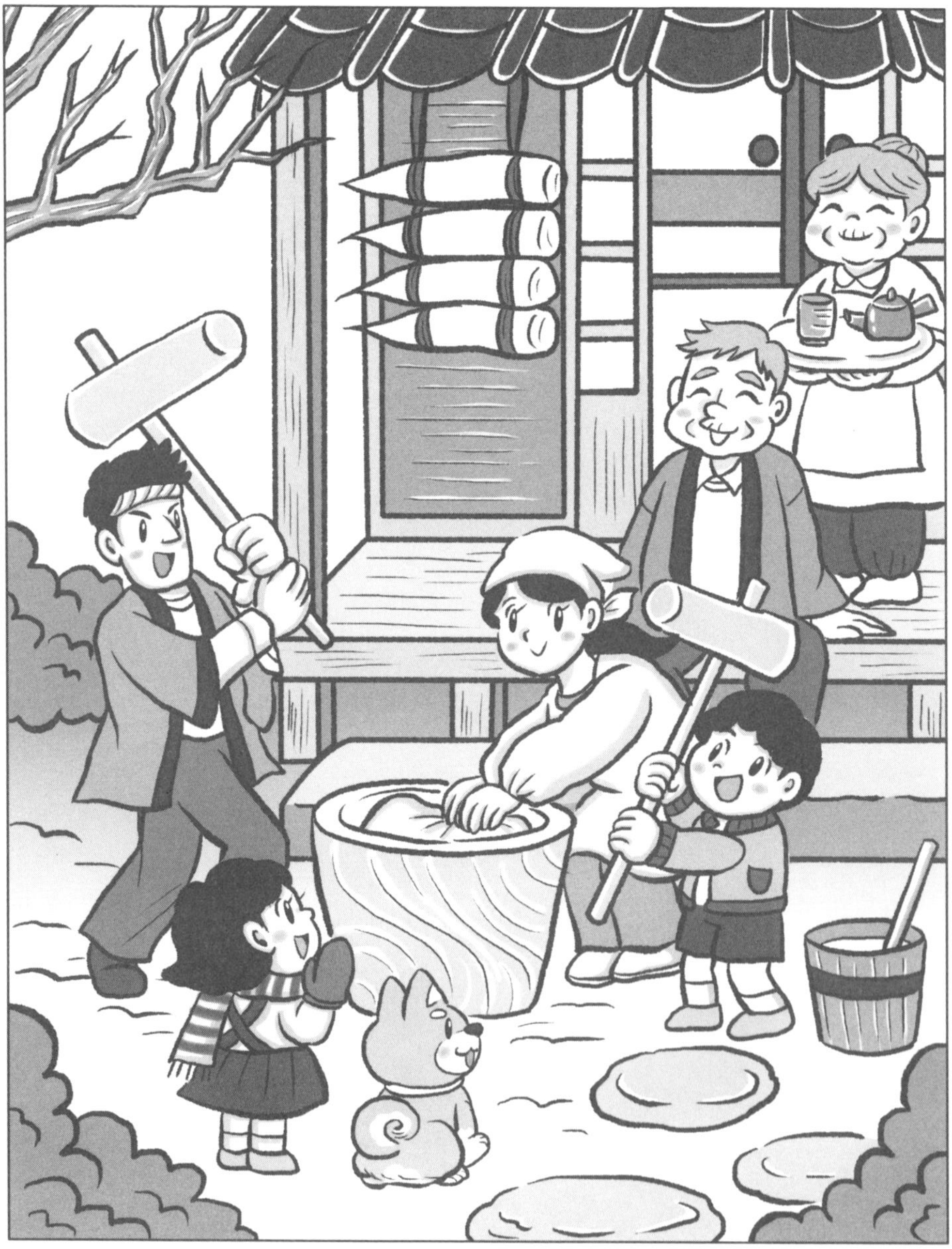

絵を見ずに答えよう！

64〜65ページの問題

帽子をかぶっている人は何人（1枚の絵につき）？↓

（答えは95ページ）

❶ 2枚の絵にはちがうところが、8つあります。
制限時間内に指は使わず、8ページで紹介したやり方で、目だけでまちがいを見つけましょう。

❷ まちがいを全部見つけたら、本の中心に視点を置いて、2枚の絵全体を一度に見てください。
10秒間、絵を見たら次のページの右端に書いてある「問題」に挑戦してみましょう。

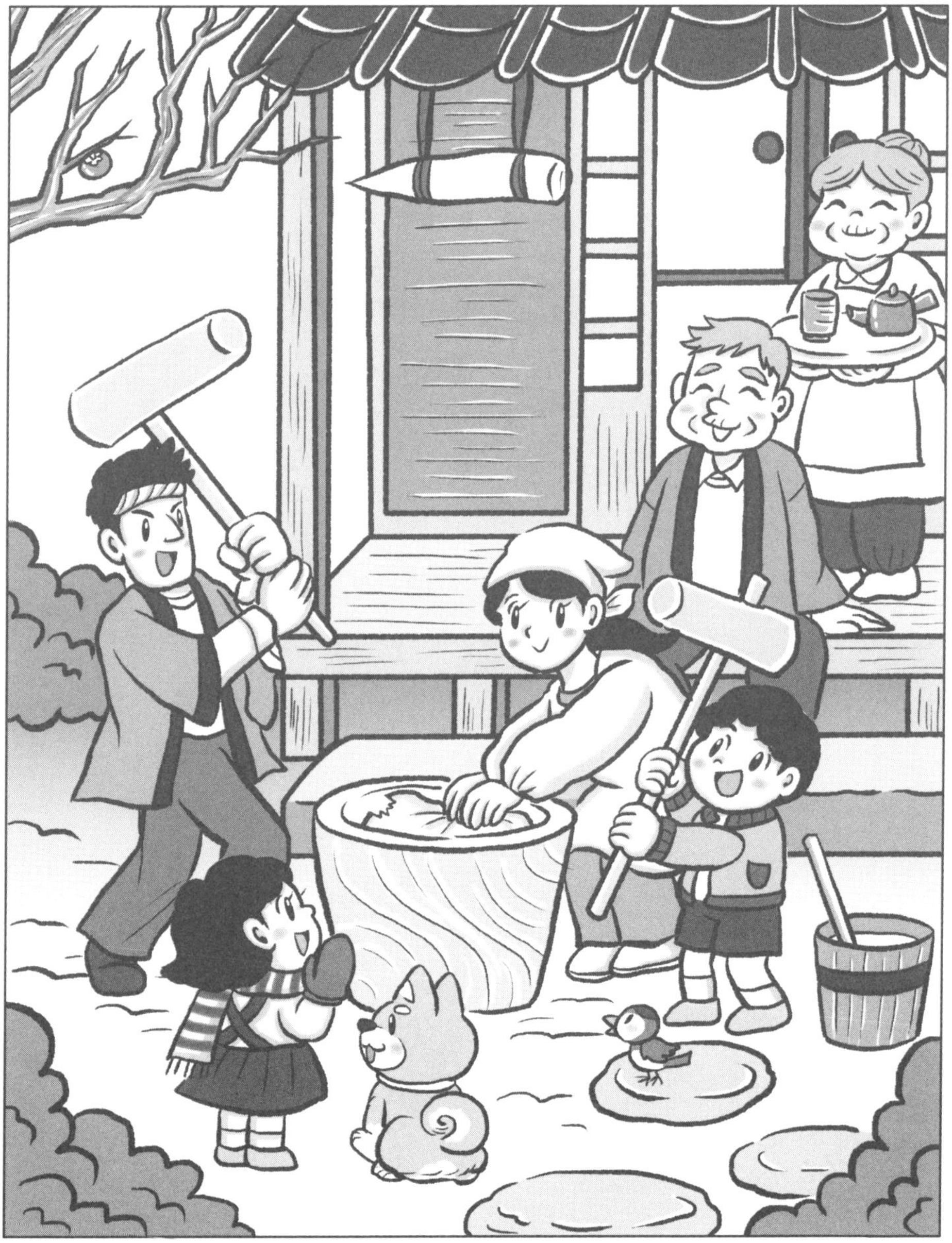


**まちがい探しの答えは93ページ**

# まちがい探し 28

制限時間 20秒

絵を見ずに答えよう！

66〜67ページの問題

おばあさんが持っていたお盆には何がのっていた？↓

（答えは95ページ）

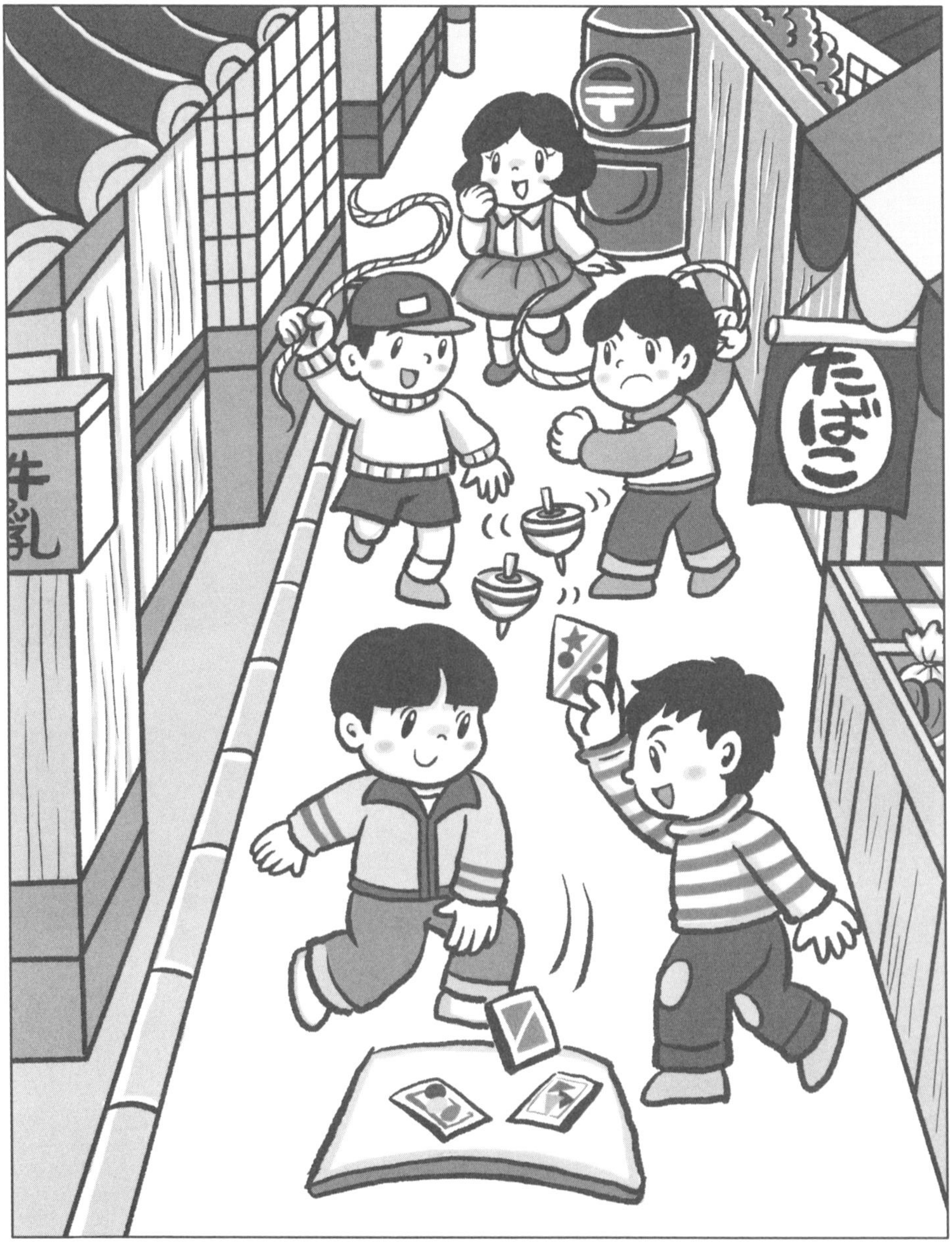

❶ 2枚の絵にはちがうところが、8つあります。
制限時間内に指は使わず、8ページで紹介したやり方で、目だけでまちがいを見つけましょう。

❷ まちがいを全部見つけたら、本の中心に視点を置いて、2枚の絵全体を一度に見てください。
10秒間、絵を見たら次のページの右端に書いてある「問題」に挑戦してみましょう。

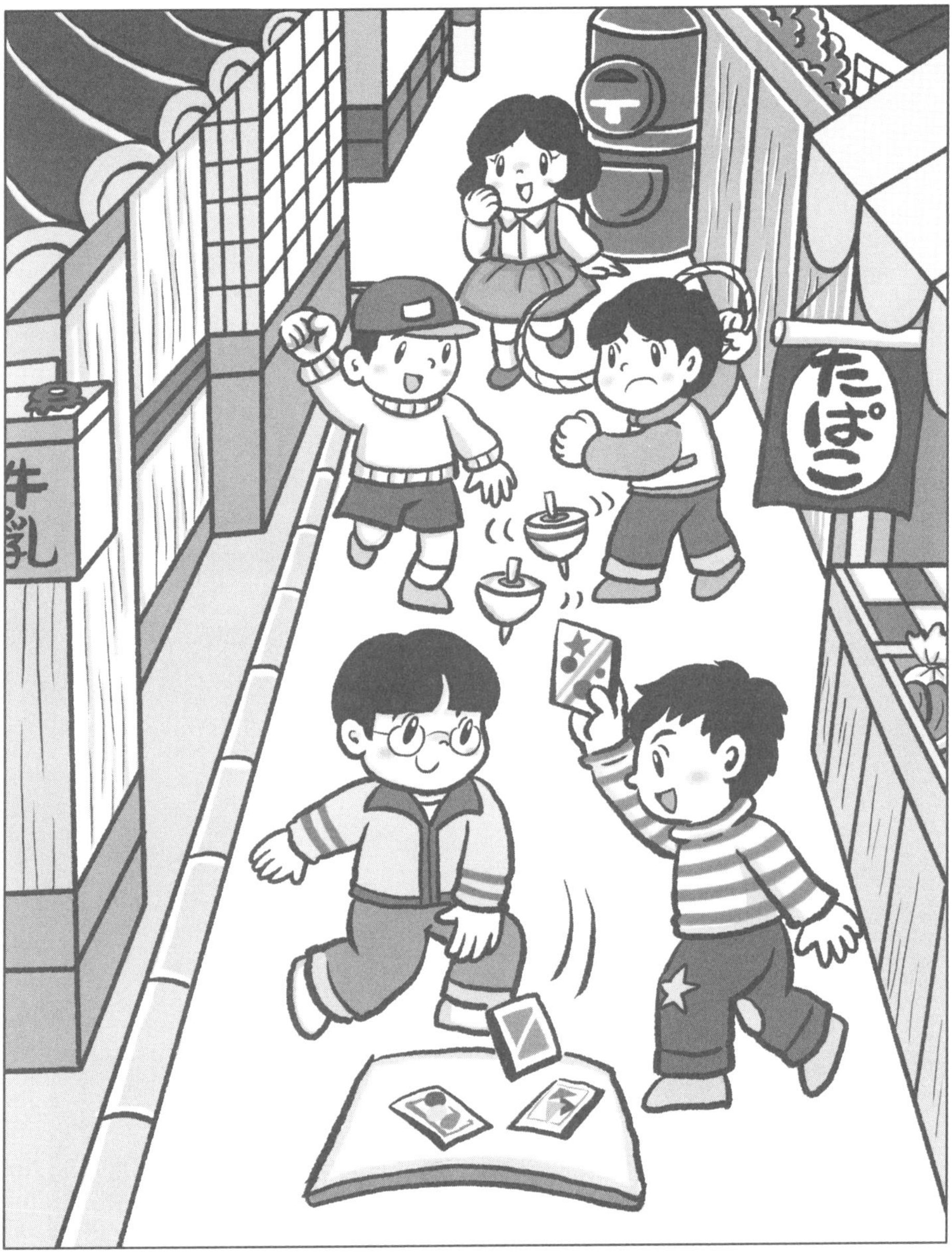


 まちがい探しの答えは93ページ

# 家紋探し

制限時間 40秒

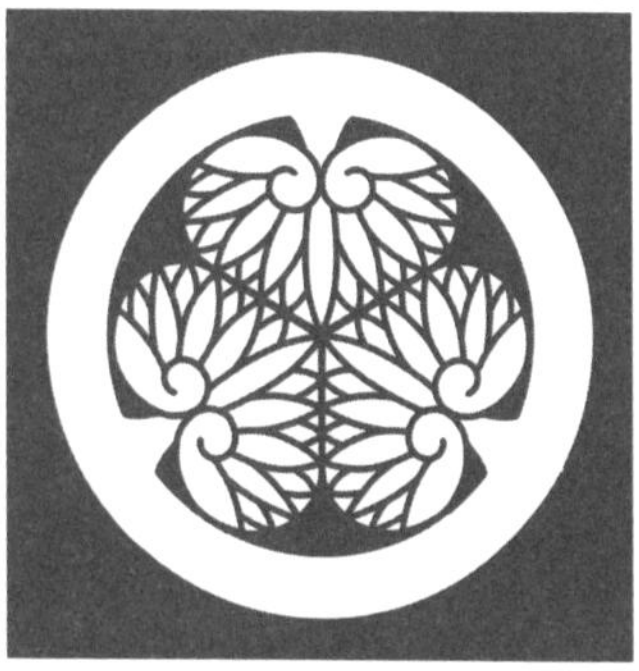

D 紀州葵
（紀州徳川家）

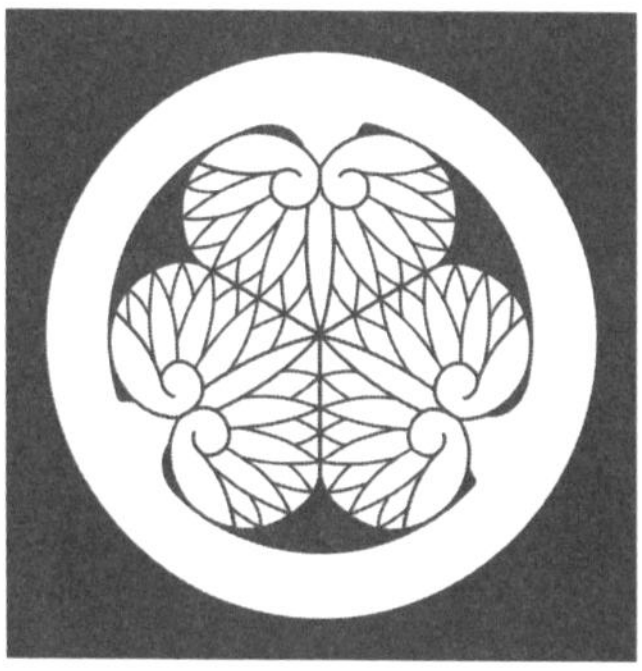

E 水戸三つ葵
（水戸徳川家）

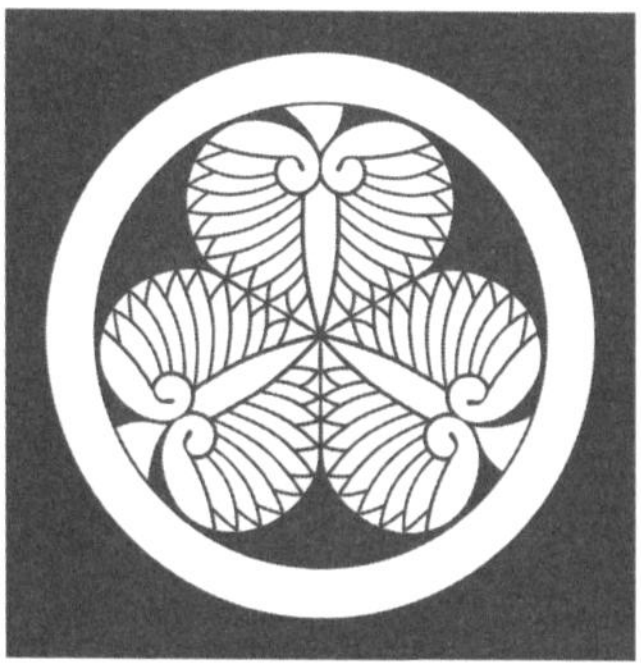

F 会津三葵
（会津松平家）

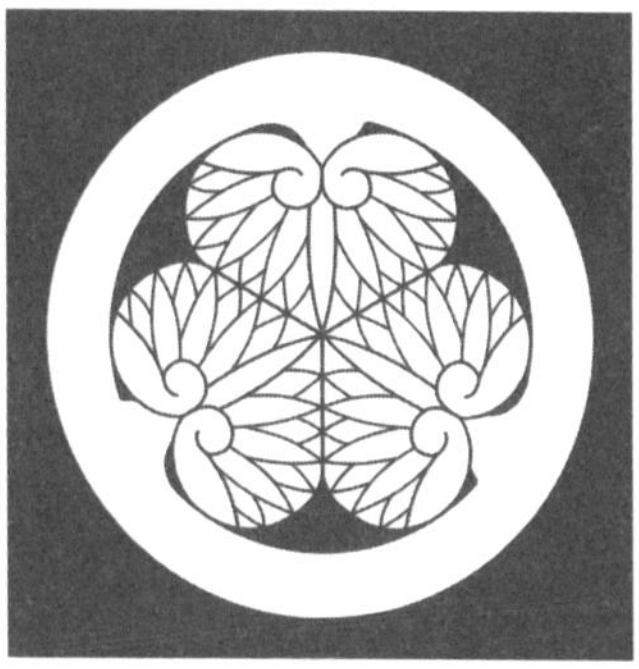

❹

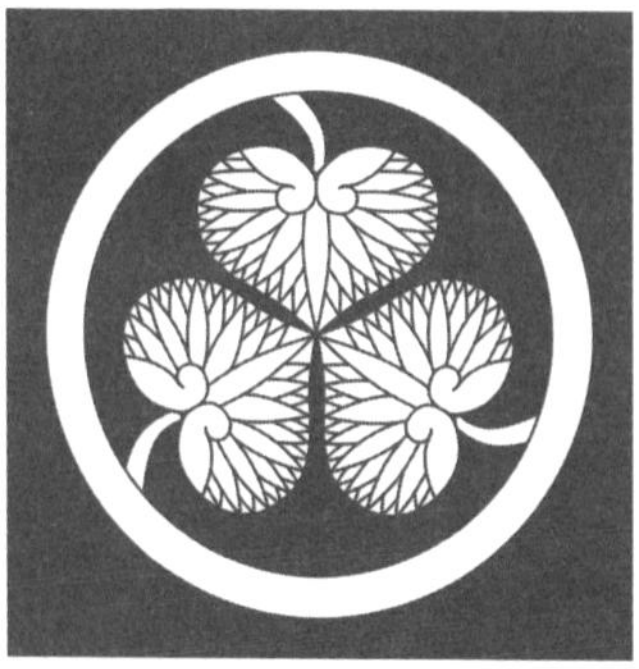

❺

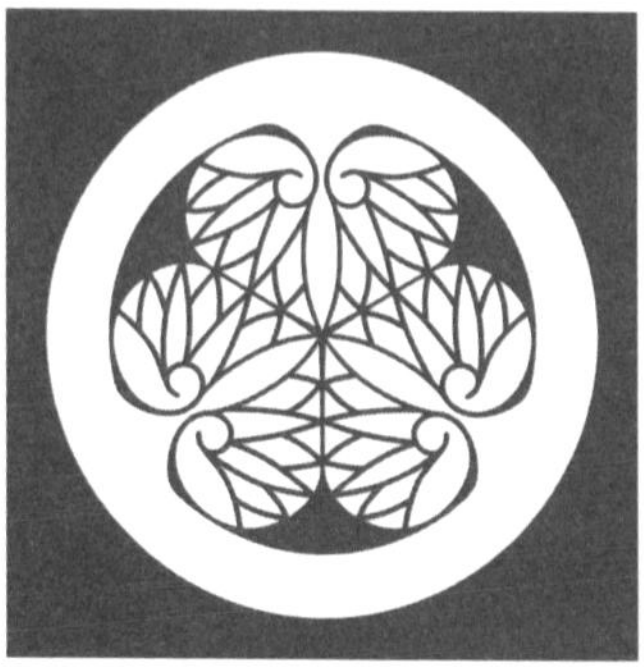

❻

絵を見ずに答えよう！
68〜69ページの問題
男の子は何人いた（1枚の絵につき）？↓
（答えは95ページ）

以下の質問に答えましょう。

「この印籠の紋所が目に入らぬか」といえば、いうまでもなく『水戸黄門』の決め台詞ですが、実は徳川宗家と御三家、会津松平家では、微妙に「三つ葉葵」の紋所がちがっているのです。それは下のようになっています。

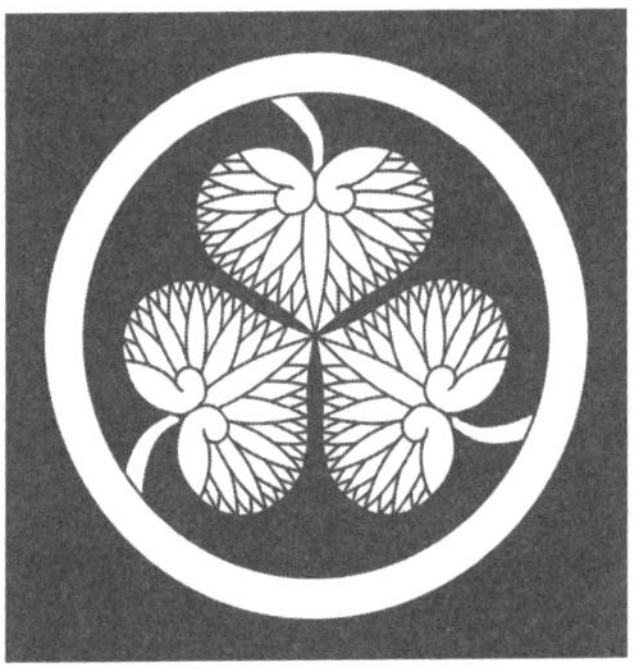

**Ⓐ徳川葵（江戸初期）**
（徳川家康から家光まで使用）

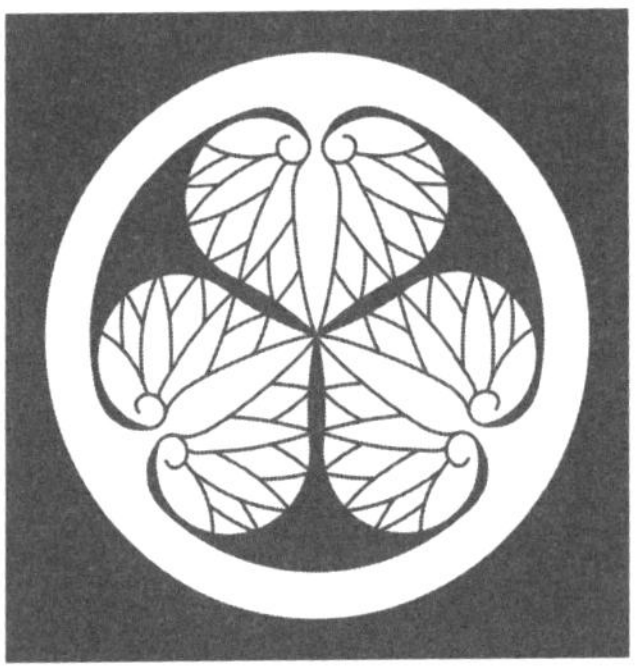

**Ⓑ徳川葵（江戸後期）**

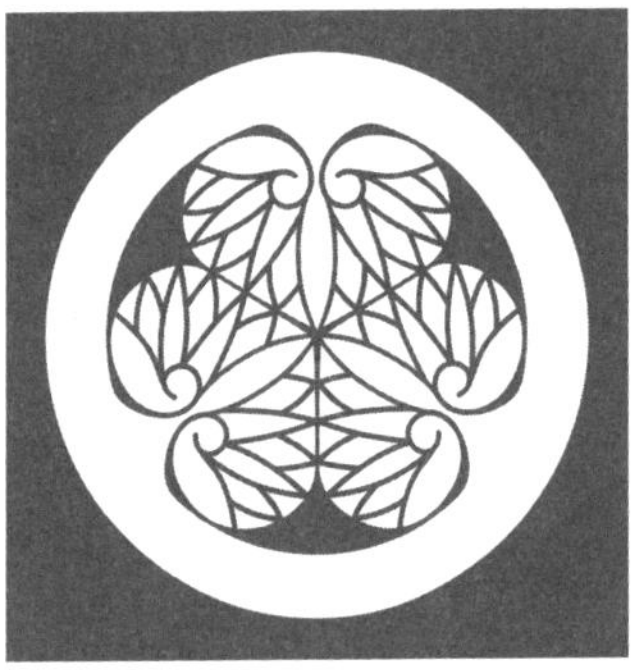

**Ⓒ尾州葵**
（尾張徳川家）

さて、それをシャッフルしたのが、下です。
どれが、どの家の紋所なのか、できるだけ早く見つけてください。

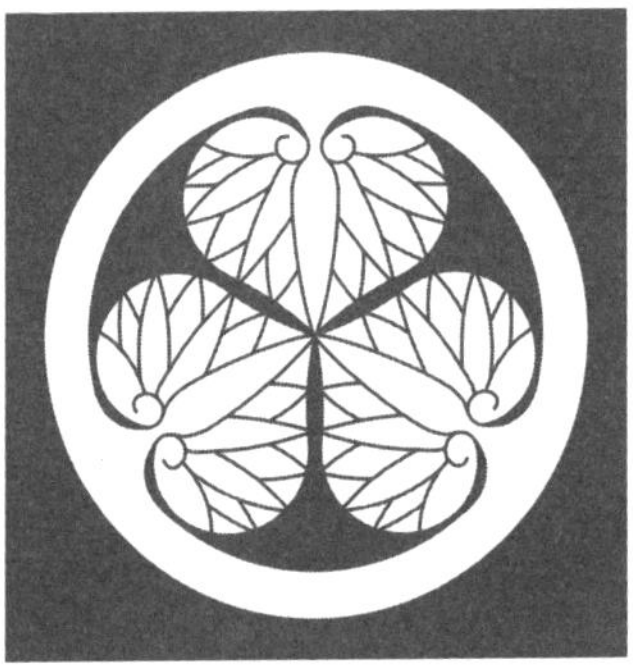

❶

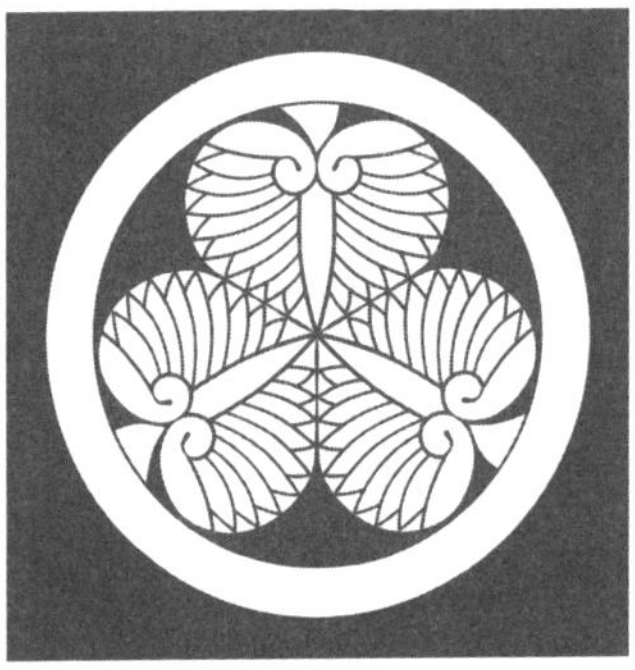

❷

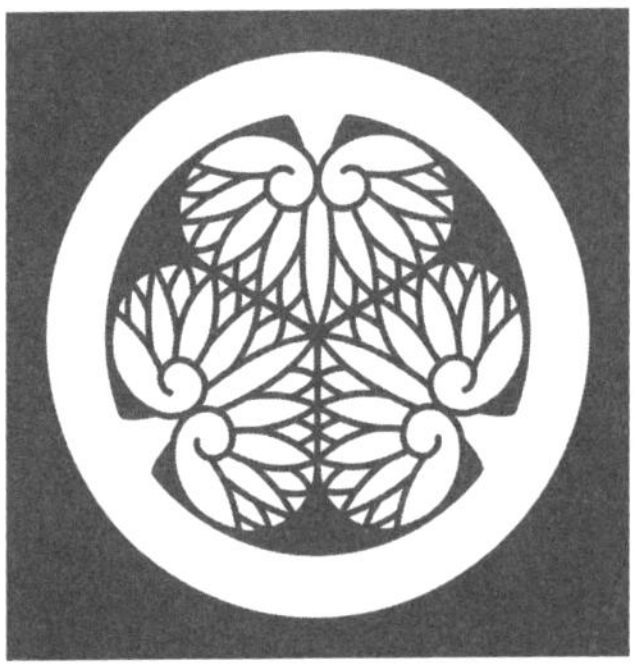

❸


**答えは93ページ**

# まちがい探し 29

制限時間 20秒

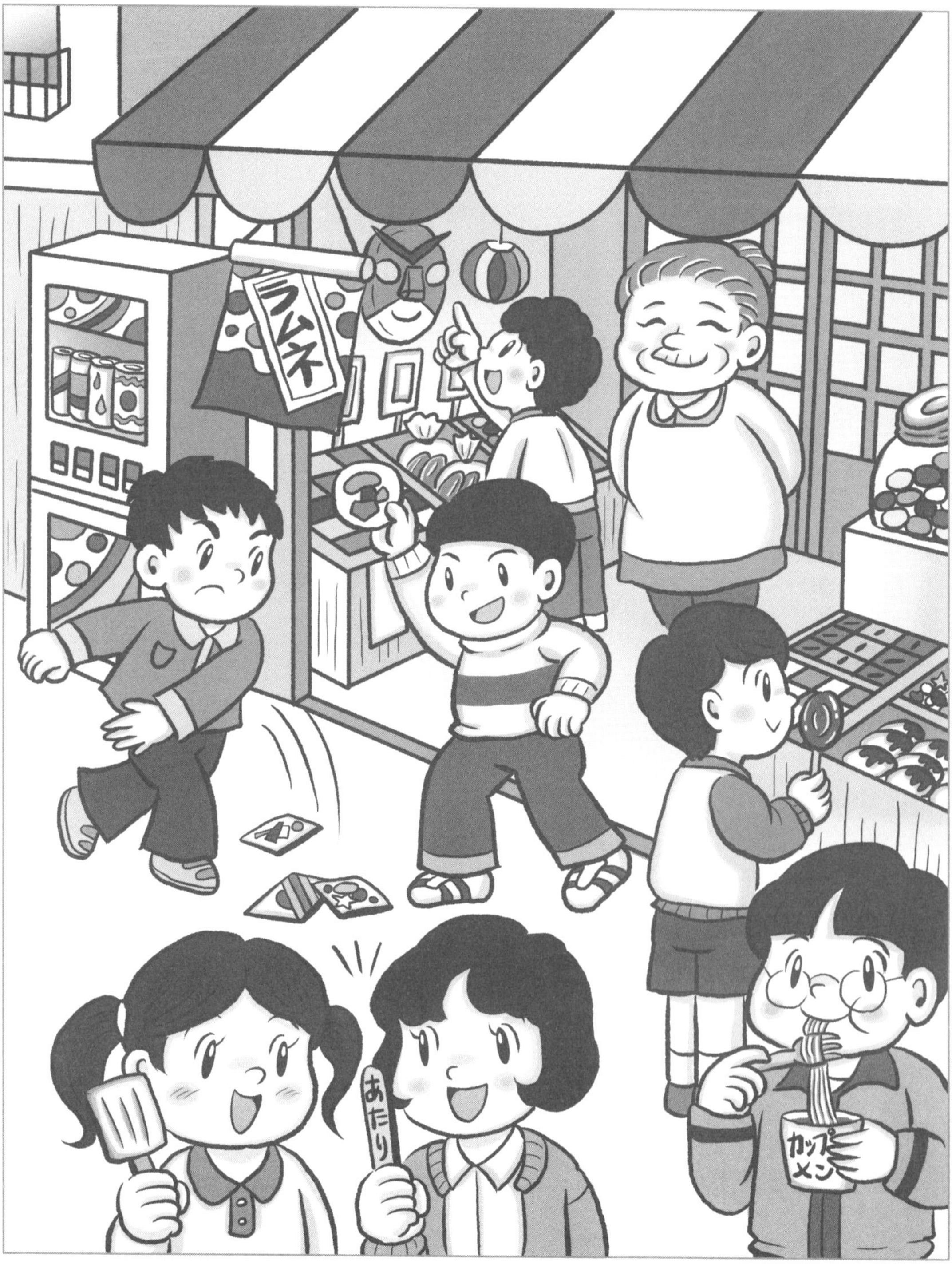

❶ 2枚の絵にはちがうところが、8つあります。
制限時間内に指は使わず、8ページで紹介したやり方で、目だけでまちがいを見つけましょう。

❷ まちがいを全部見つけたら、本の中心に視点を置いて、2枚の絵全体を一度に見てください。
10秒間、絵を見たら次のページの右端に書いてある「問題」に挑戦してみましょう。

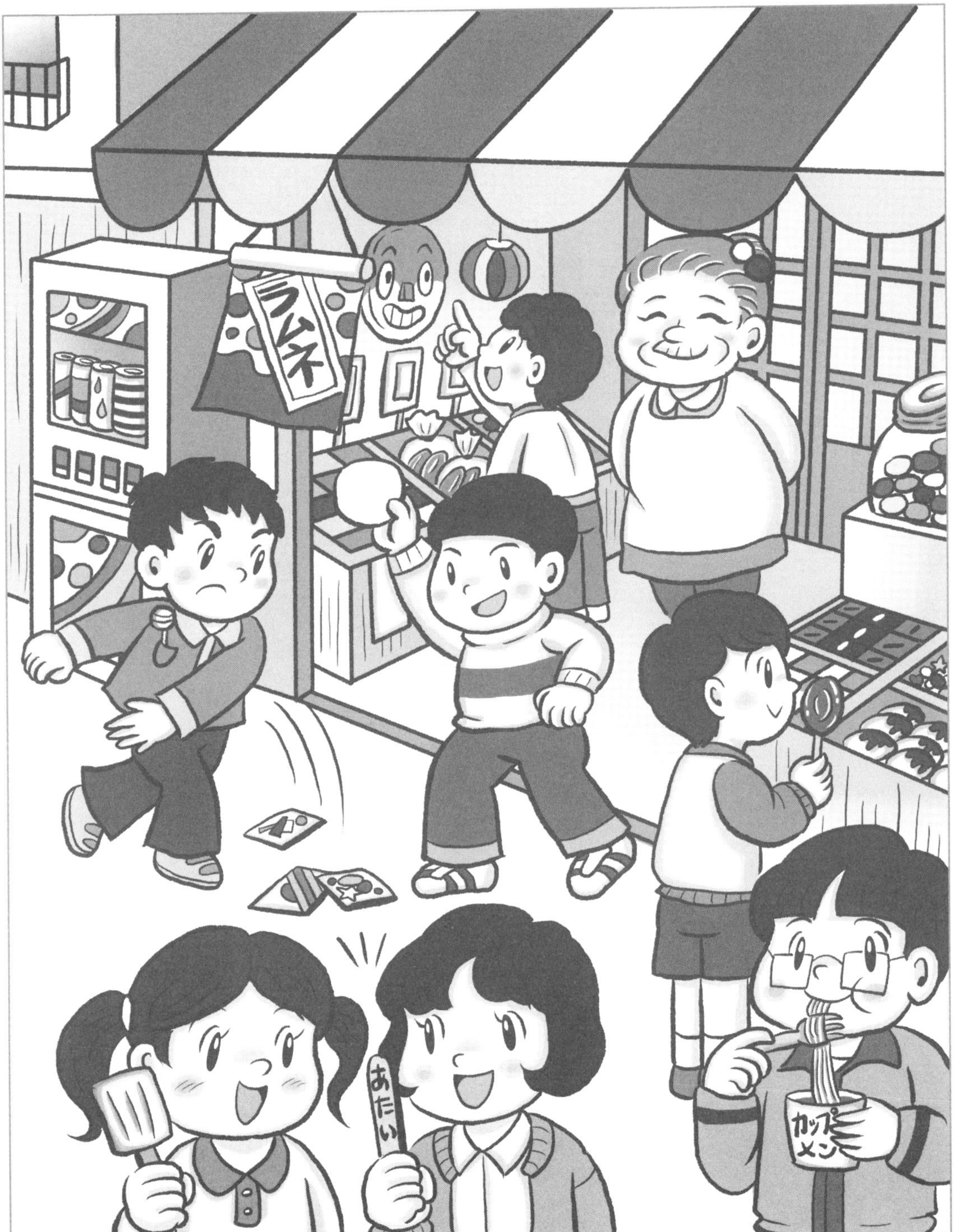



まちがい探しの答えは94ページ

# まちがい探し 30

制限時間 20秒

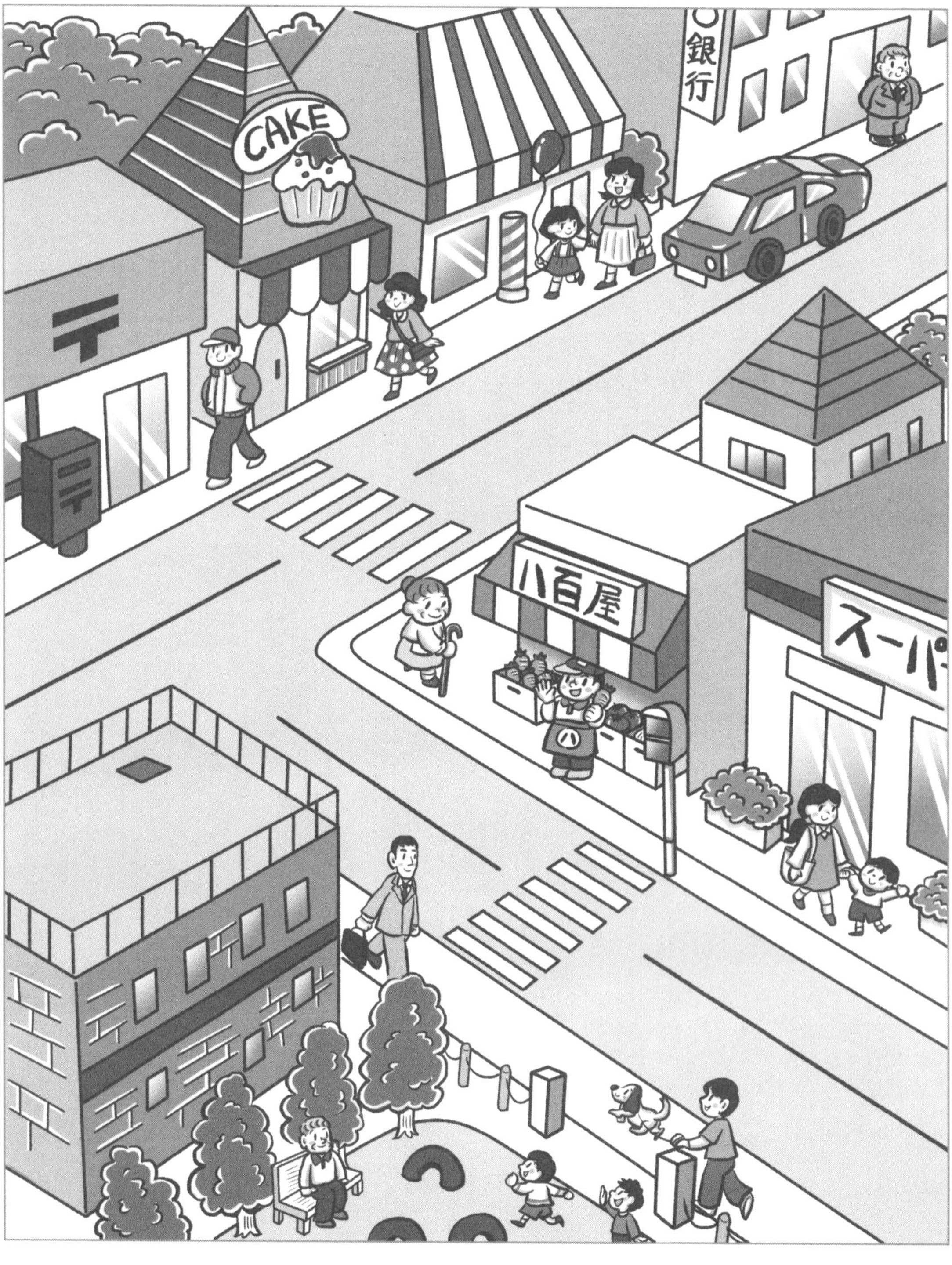


絵を見ずに答えよう！

72〜73ページの問題

自動販売機でジュースは何本売られていた（1枚の絵につき）？↓

（答えは95ページ）

❶ 2枚の絵にはちがうところが、8つあります。
制限時間内に指は使わず、8ページで紹介したやり方で、目だけでまちがいを見つけましょう。

❷ まちがいを全部見つけたら、本の中心に視点を置いて、2枚の絵全体を一度に見てください。
10秒間、絵を見たら次のページの右端に書いてある「問題」に挑戦してみましょう。

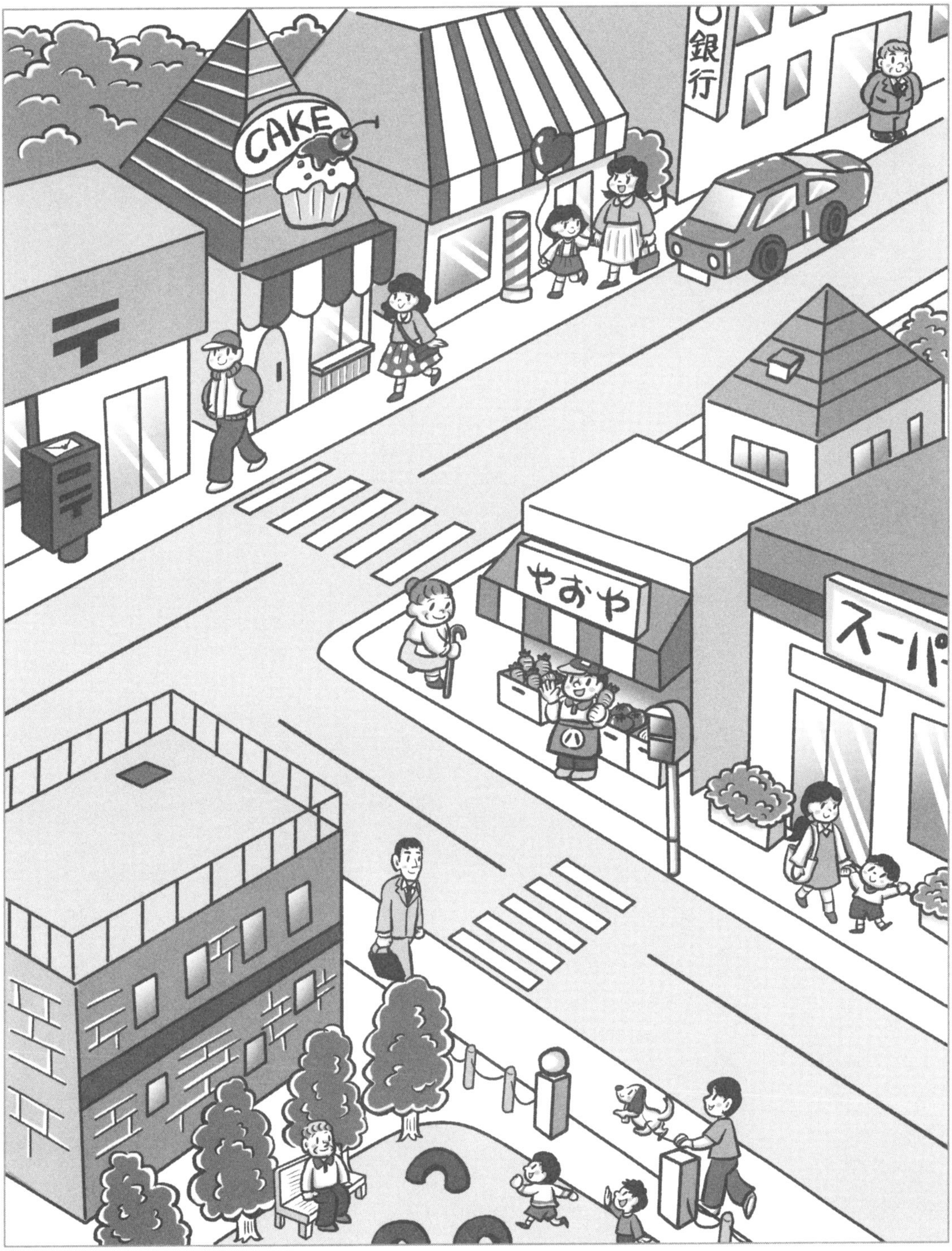



まちがい探しの答えは94ページ

# まちがい探し ㉛

制限時間 20秒

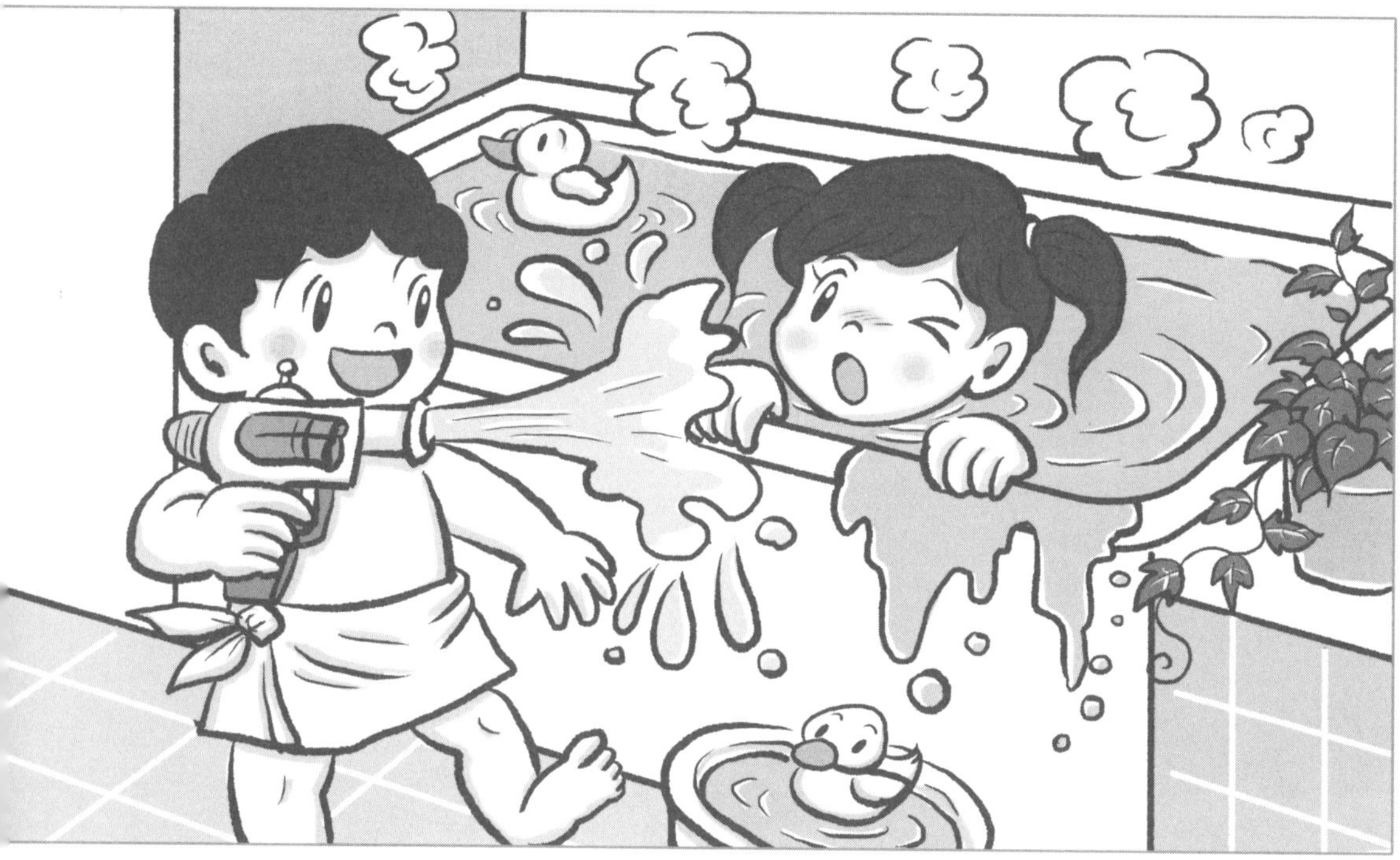

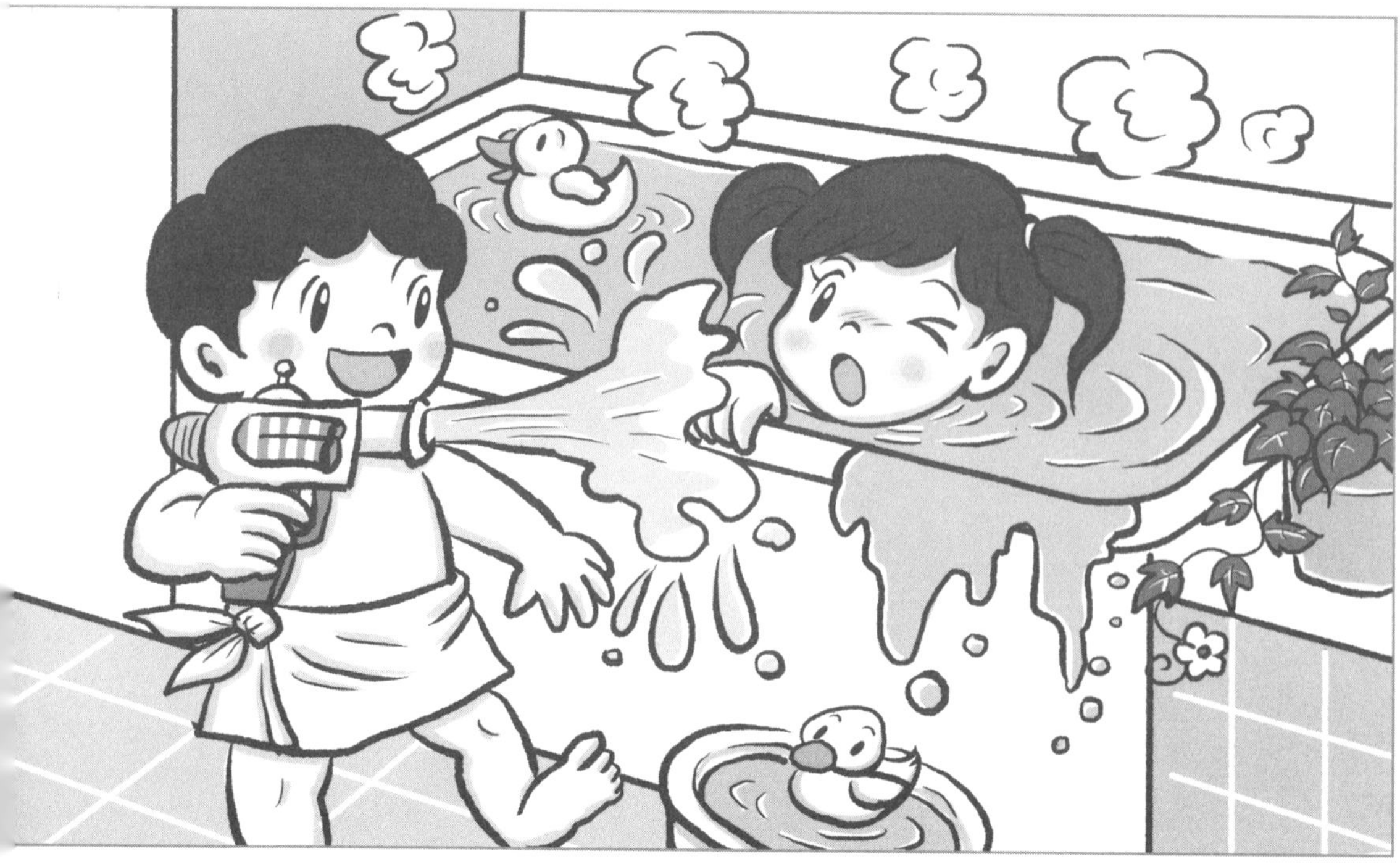

絵を見ずに答えよう！

74〜75ページの問題

車は何台走っていた（1枚の絵につき）？↓

（答えは95ページ）

❶ 2枚の絵にはちがうところが、8つあります。
制限時間内に指は使わず、8ページで紹介したやり方で、目だけでまちがいを見つけましょう。

❷ まちがいを全部見つけたら、本の中心に視点を置いて、2枚の絵全体を一度に見てください。
10秒間、絵を見たら次のページの右端に書いてある「問題」に挑戦してみましょう。

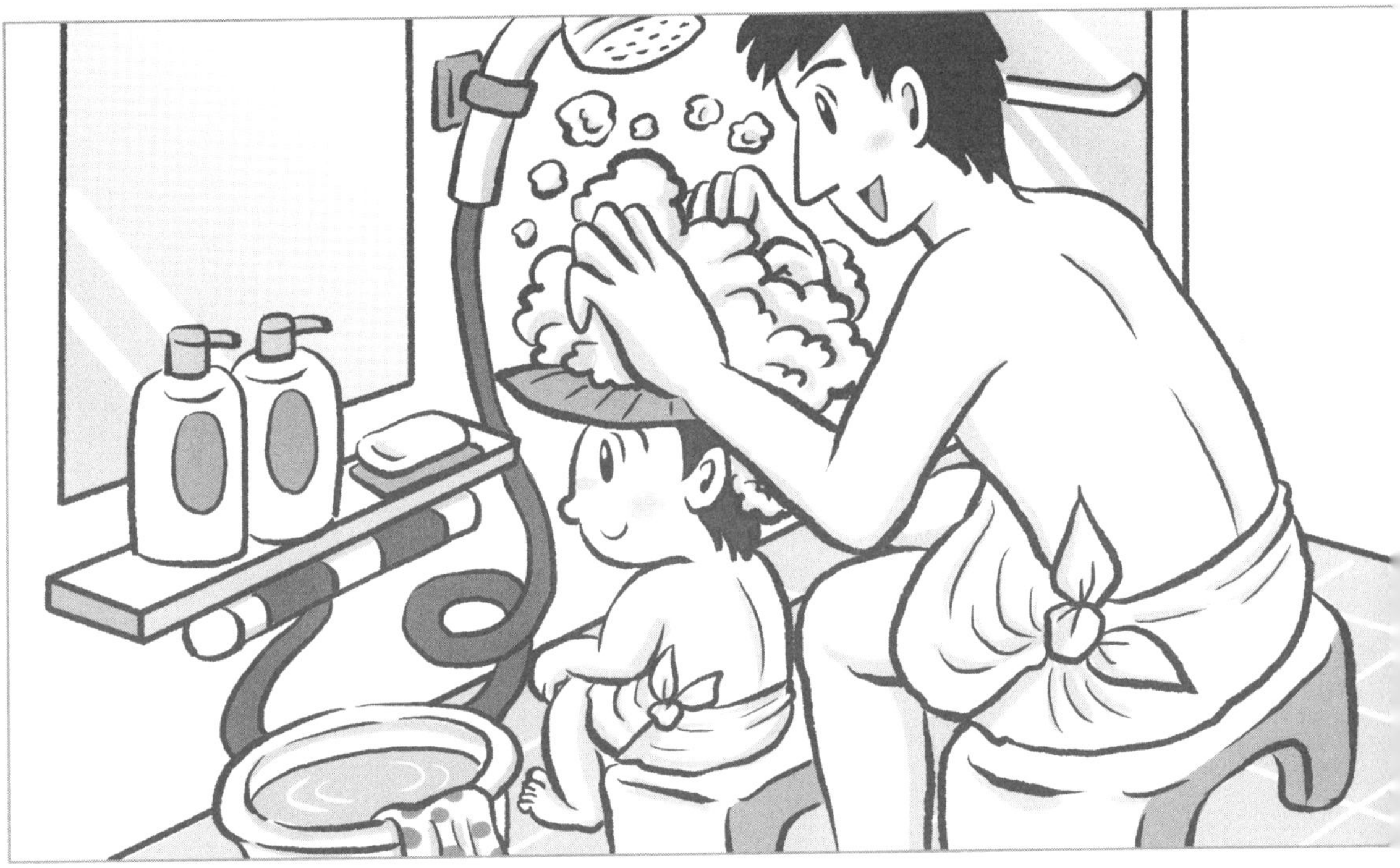

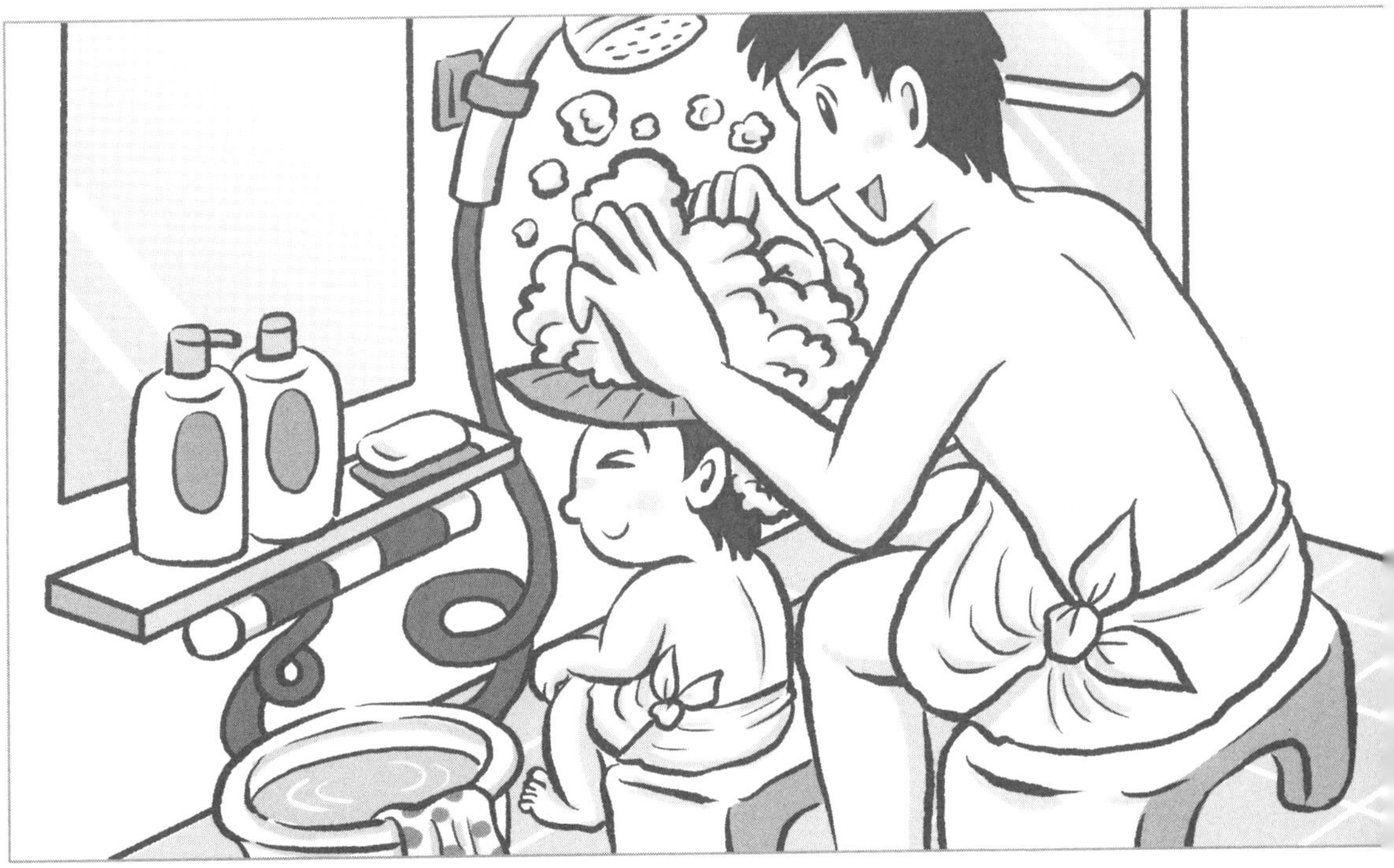


**まちがい探しの答えは94ページ**

# まちがい探し 32

制限時間 20秒

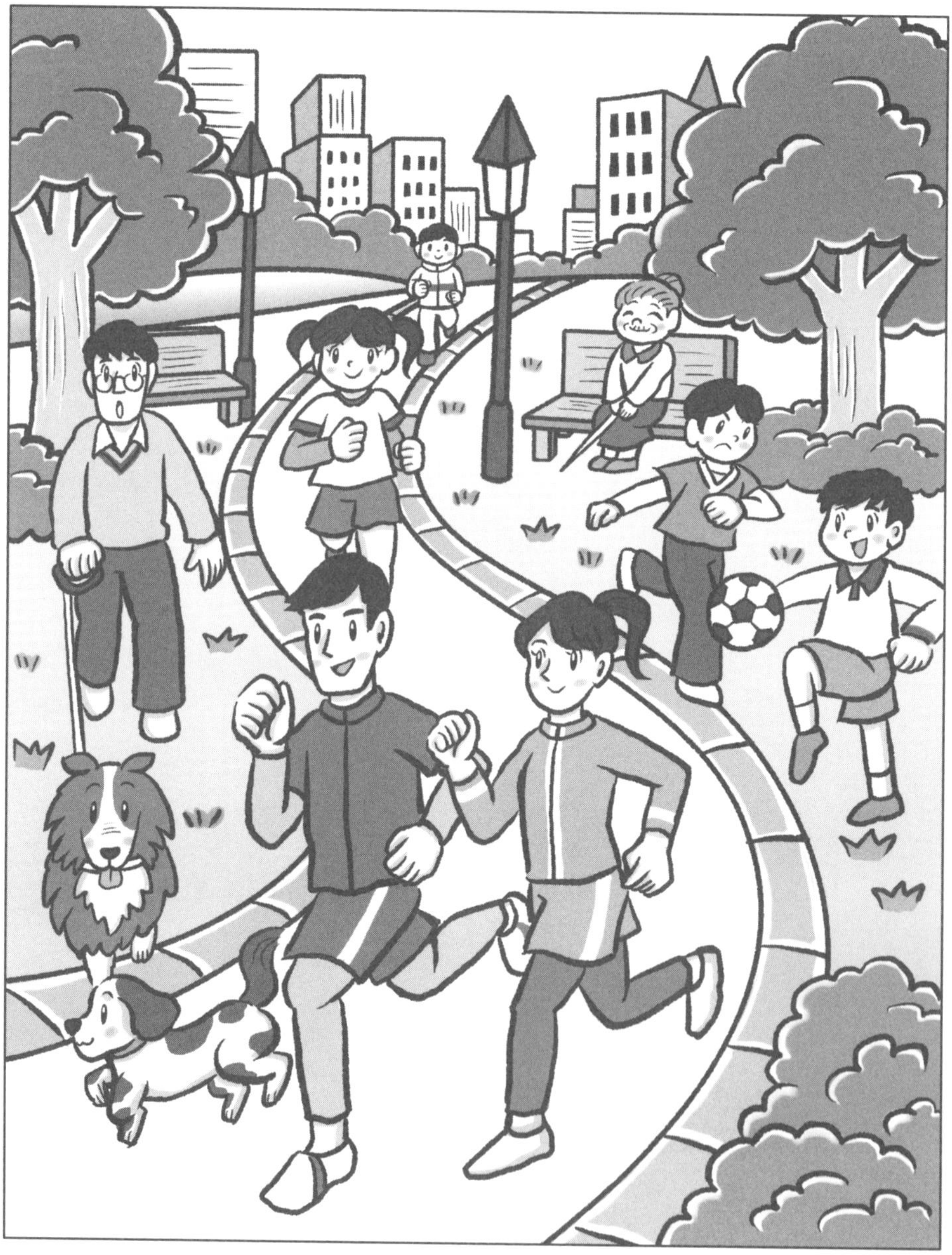

絵を見ずに答えよう！

76～77ページの問題

右下の洗面器の中に入っていたものは？↓

（答えは95ページ）

❶ 2枚の絵にはちがうところが、8つあります。
制限時間内に指は使わず、8ページで紹介したやり方で、目だけでまちがいを見つけましょう。

❷ まちがいを全部見つけたら、本の中心に視点を置いて、2枚の絵全体を一度に見てください。
10秒間、絵を見たら次のページの右端に書いてある「問題」に挑戦してみましょう。

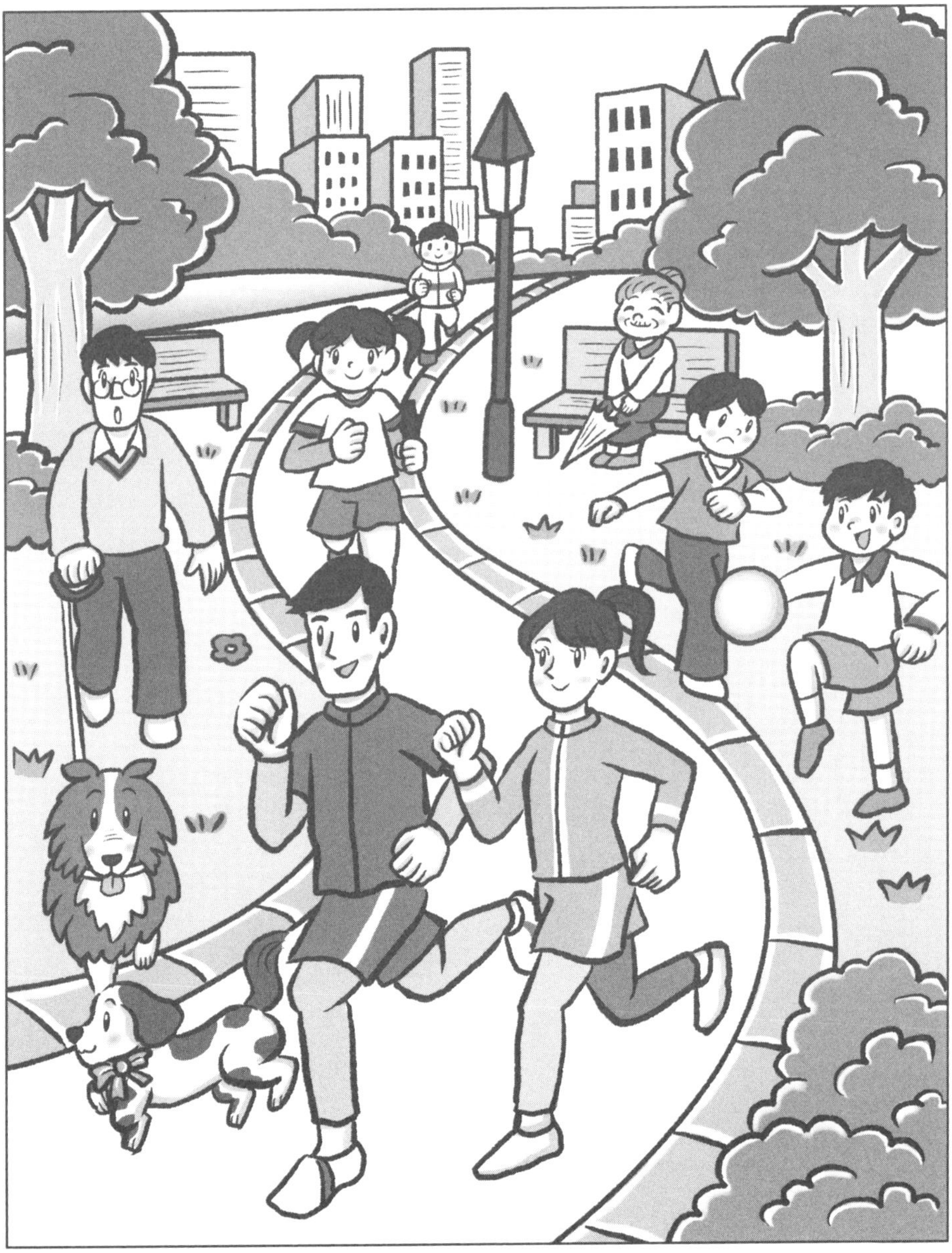


まちがい探しの答えは94ページ

# まちがい探し㉝

制限時間 20秒

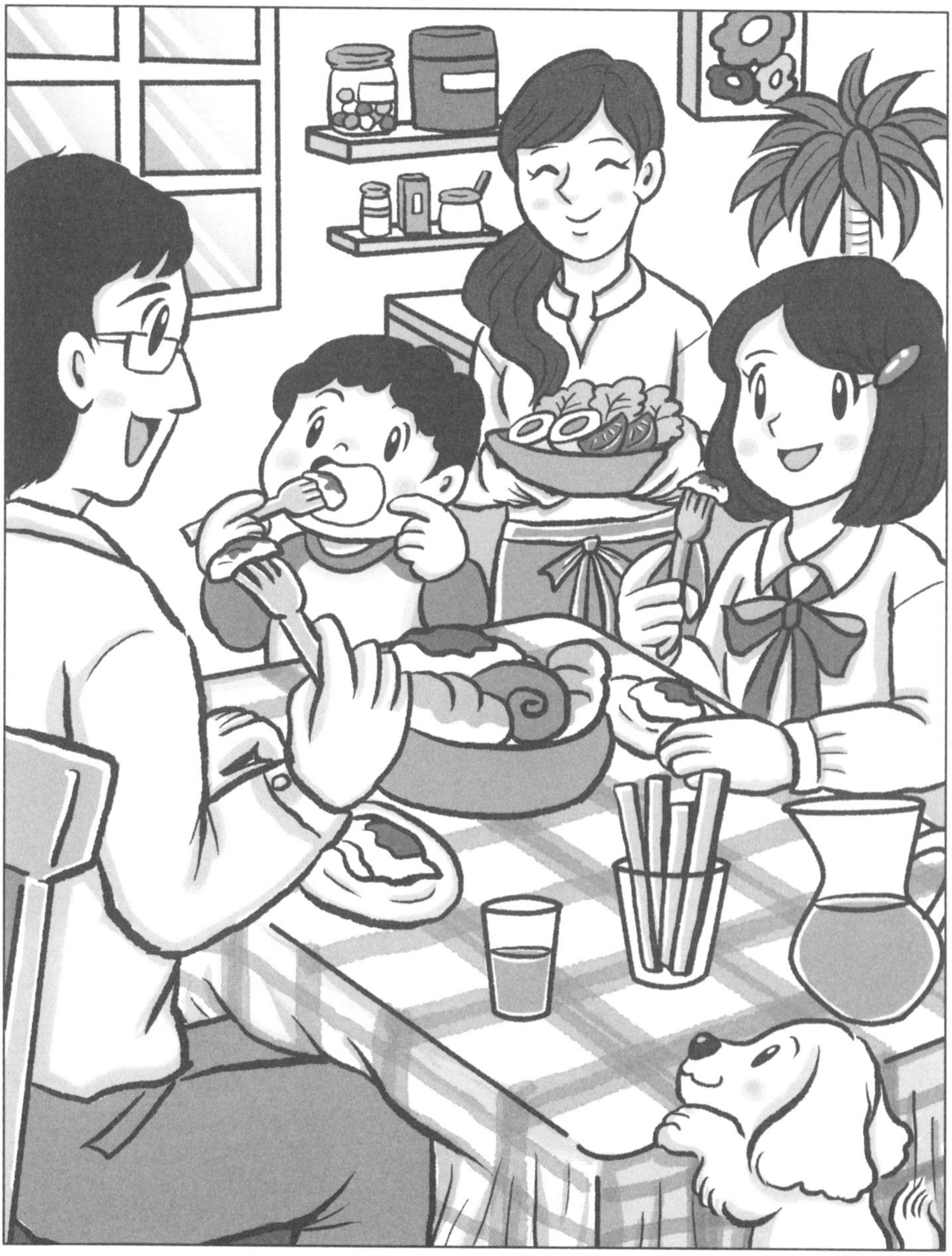

絵を見ずに答えよう！

78〜79ページの問題

右端にいた男の子は長ズボンを履いていた？

↓（答えは95ページ）

❶ 2枚の絵にはちがうところが、8つあります。
制限時間内に指は使わず、8ページで紹介したやり方で、目だけでまちがいを見つけましょう。

❷ まちがいを全部見つけたら、本の中心に視点を置いて、2枚の絵全体を一度に見てください。
10秒間、絵を見たら次のページの右端に書いてある「問題」に挑戦してみましょう。

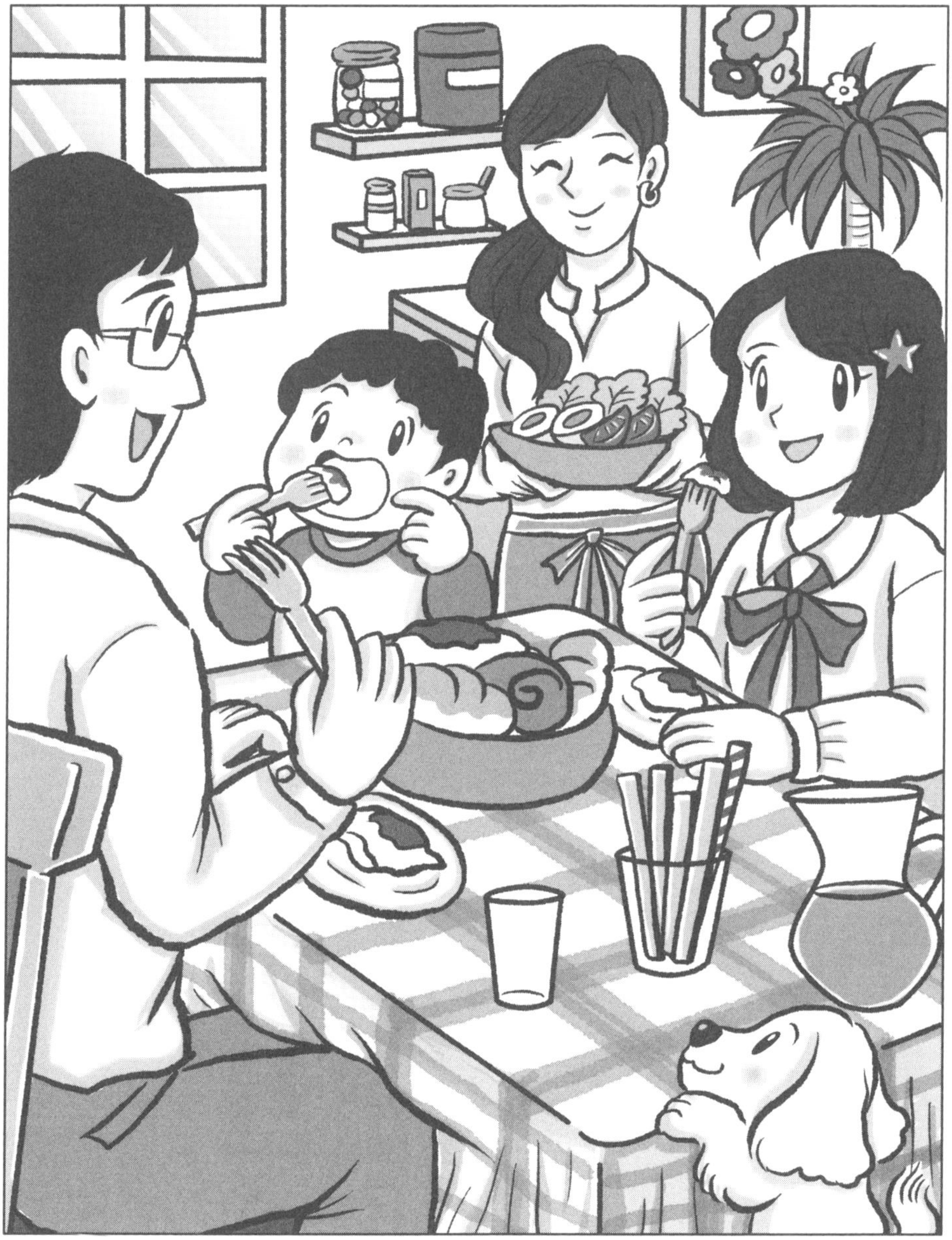


**まちがい探しの答えは94ページ**

# 同じもの探し❷

制限時間 40秒

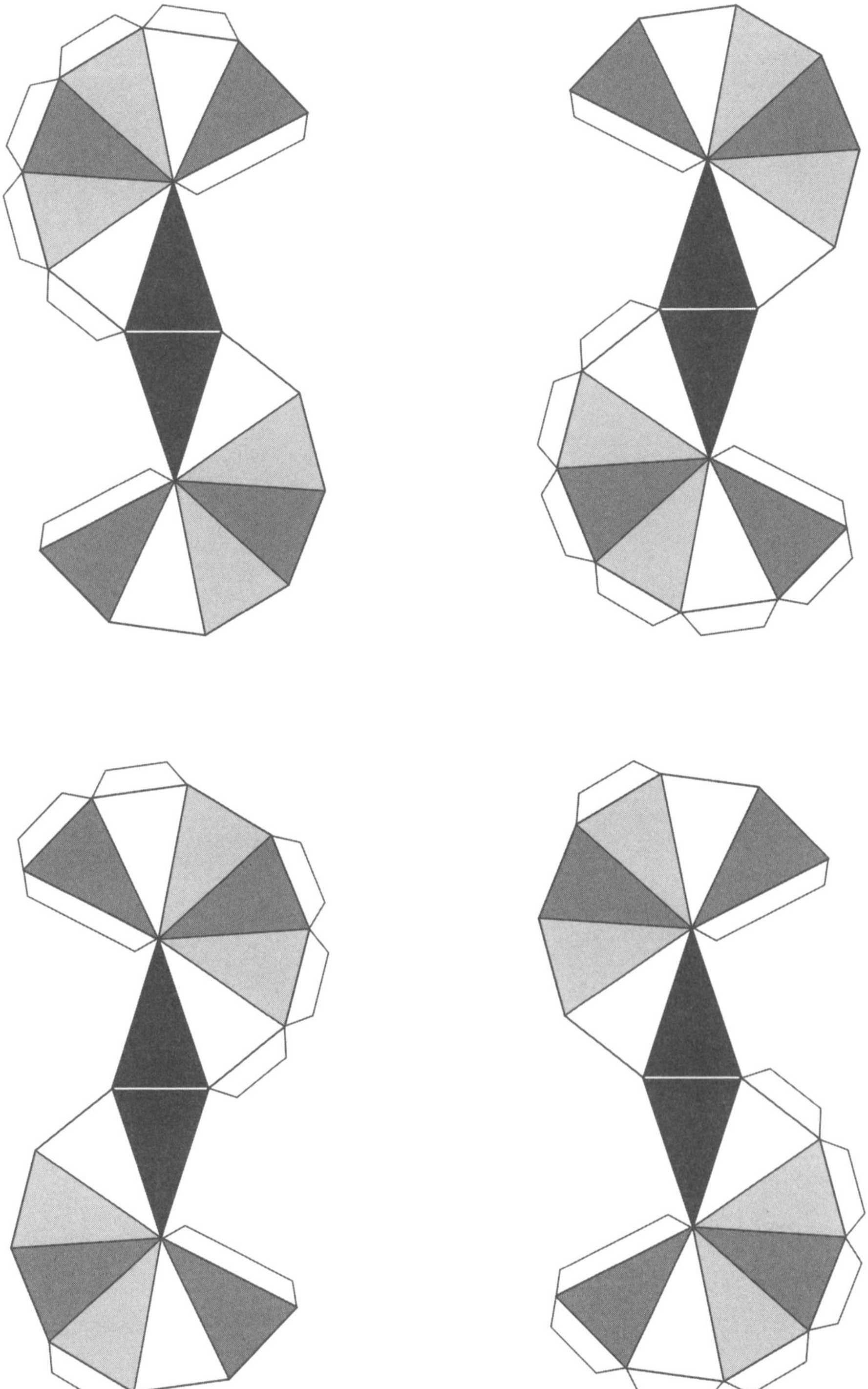

絵を見ずに答えよう！

80～81ページの問題

テーブルクロスの柄は？↓

（答えは95ページ）

左上の展開図と同じものが1つあります。どれでしょうか。

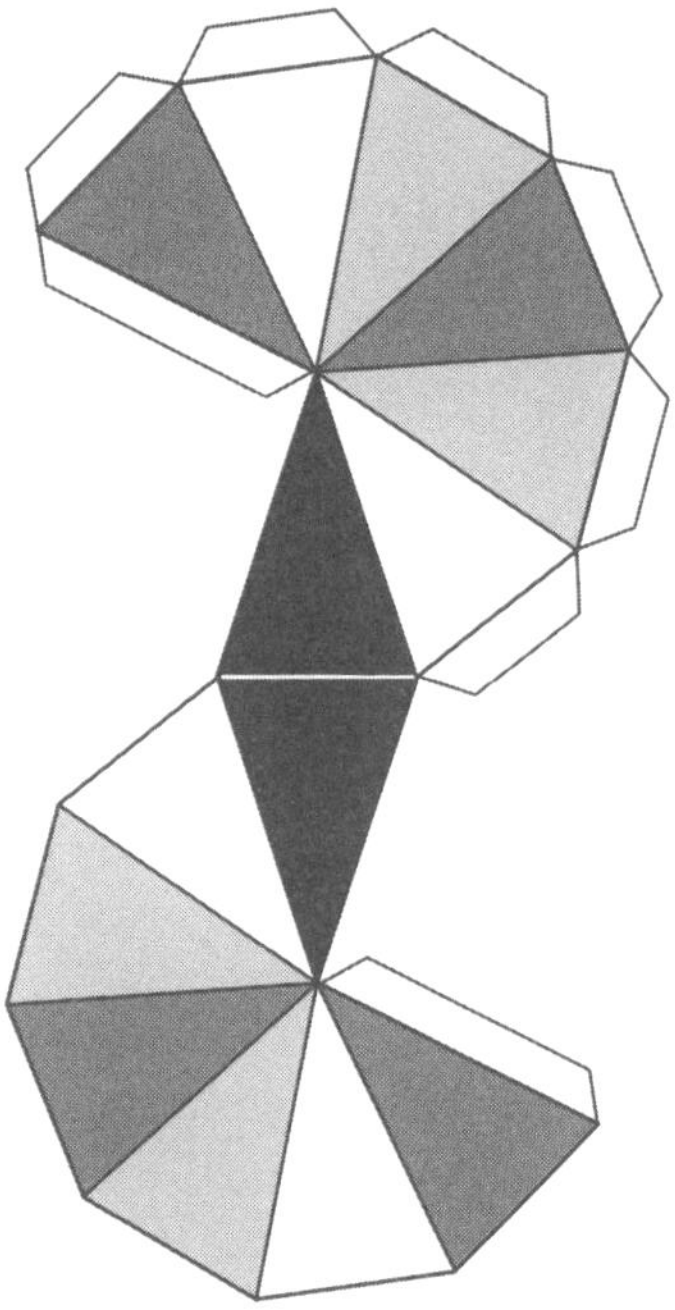

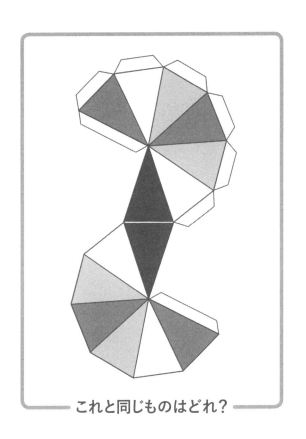

**これと同じものはどれ？**

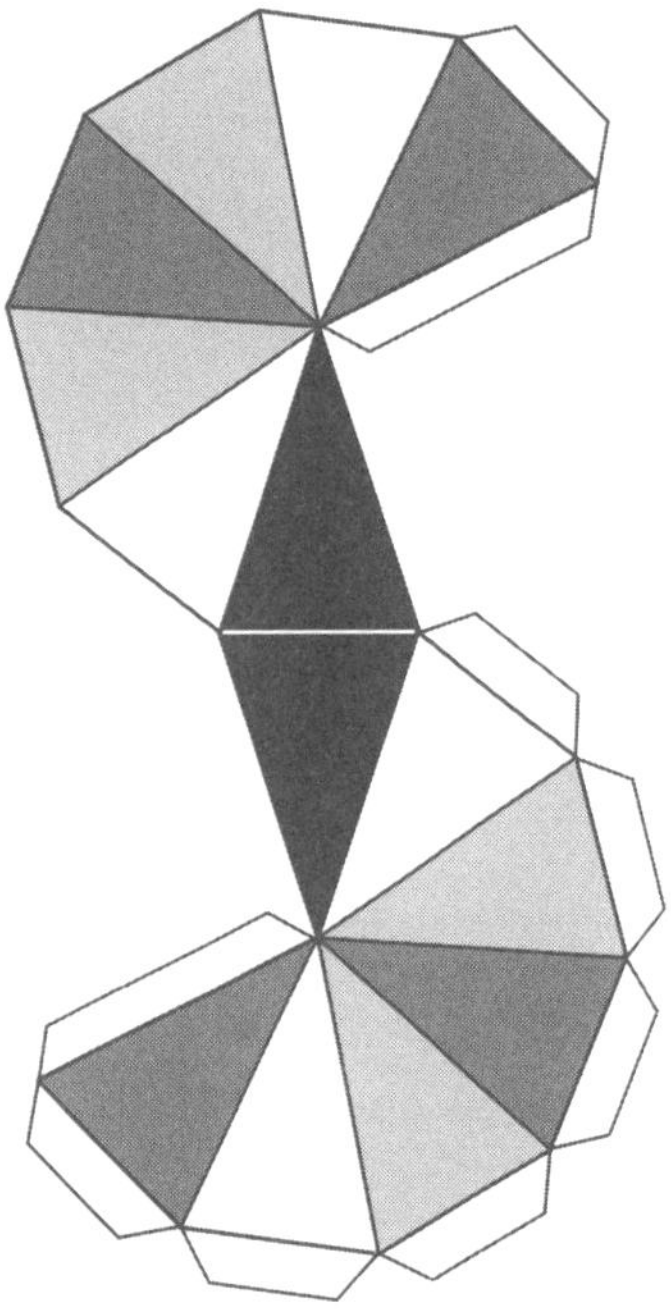

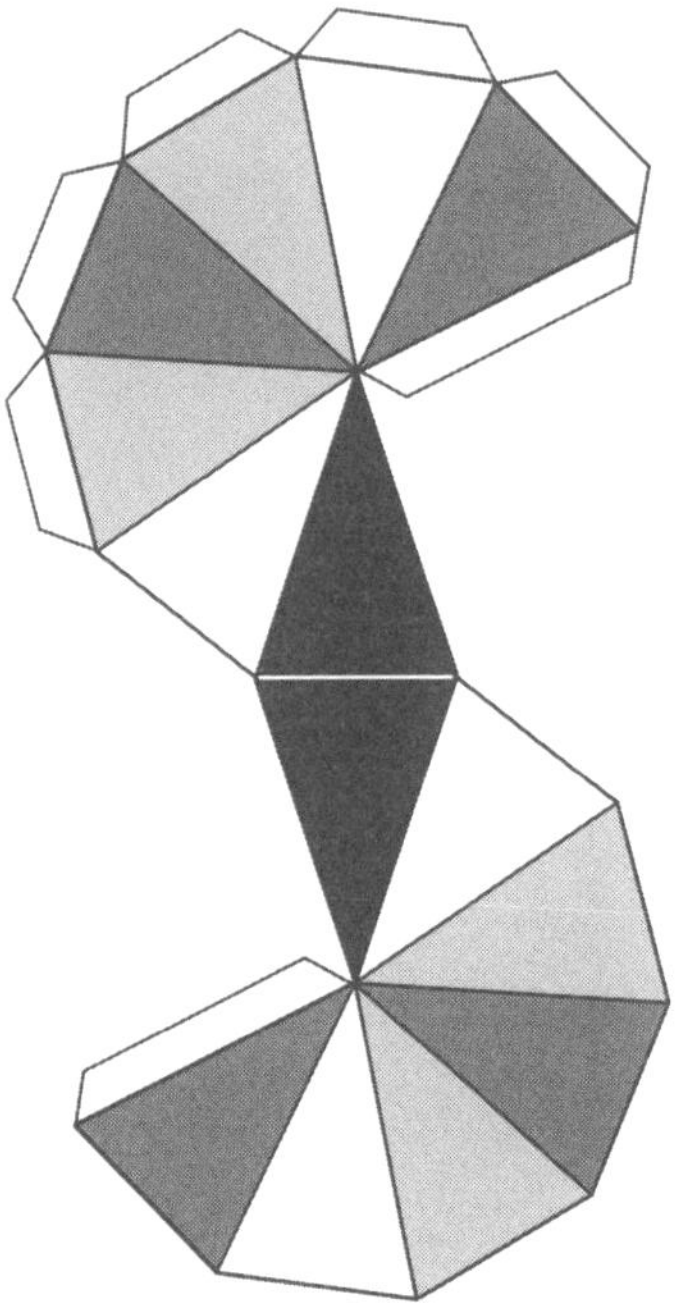

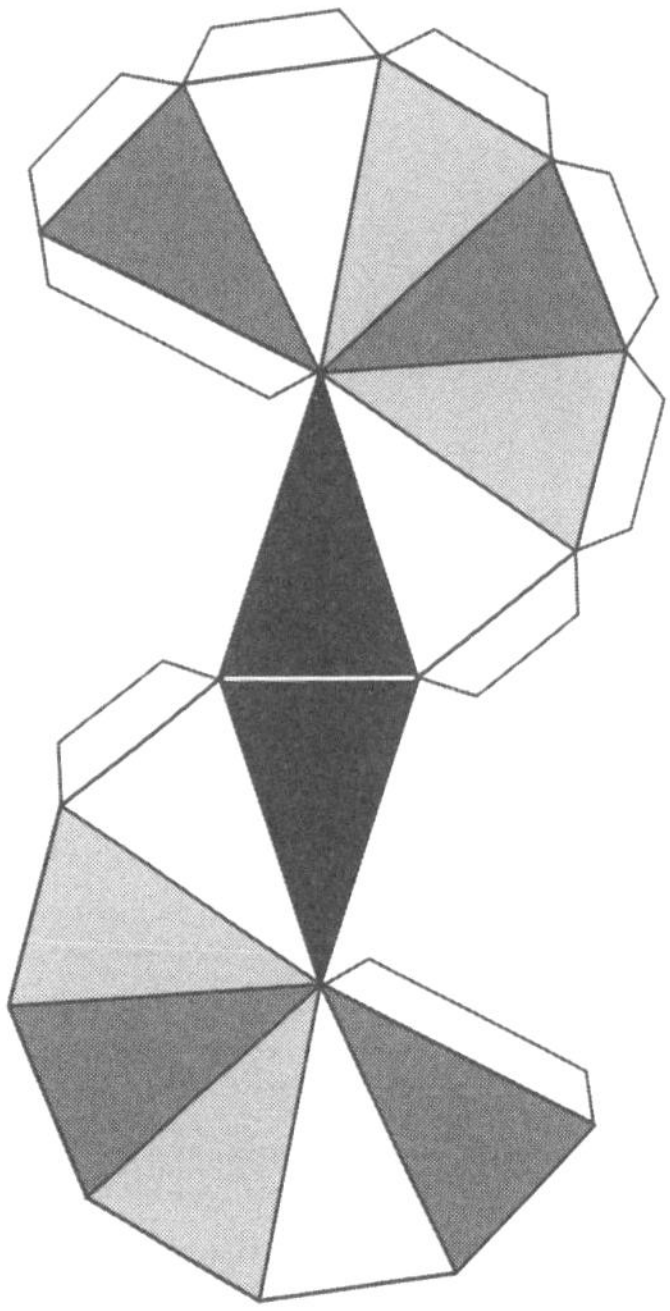


**答えは94ページ**

## コラム❶ まちがい探しの他にも、目によい遊びってあるの！？

視力を回復する、あるいは現在以上に悪化させないためには、眼球をしっかり動かすことが重要。これに適しているのが、次のような「迷路」です。

### やってみよう！　視力回復迷路！

目標時間 20秒

実線を辿っていく迷路です。

指は使わず、視線だけで、できるだけ早くスタートからゴールまでの道を辿りましょう。

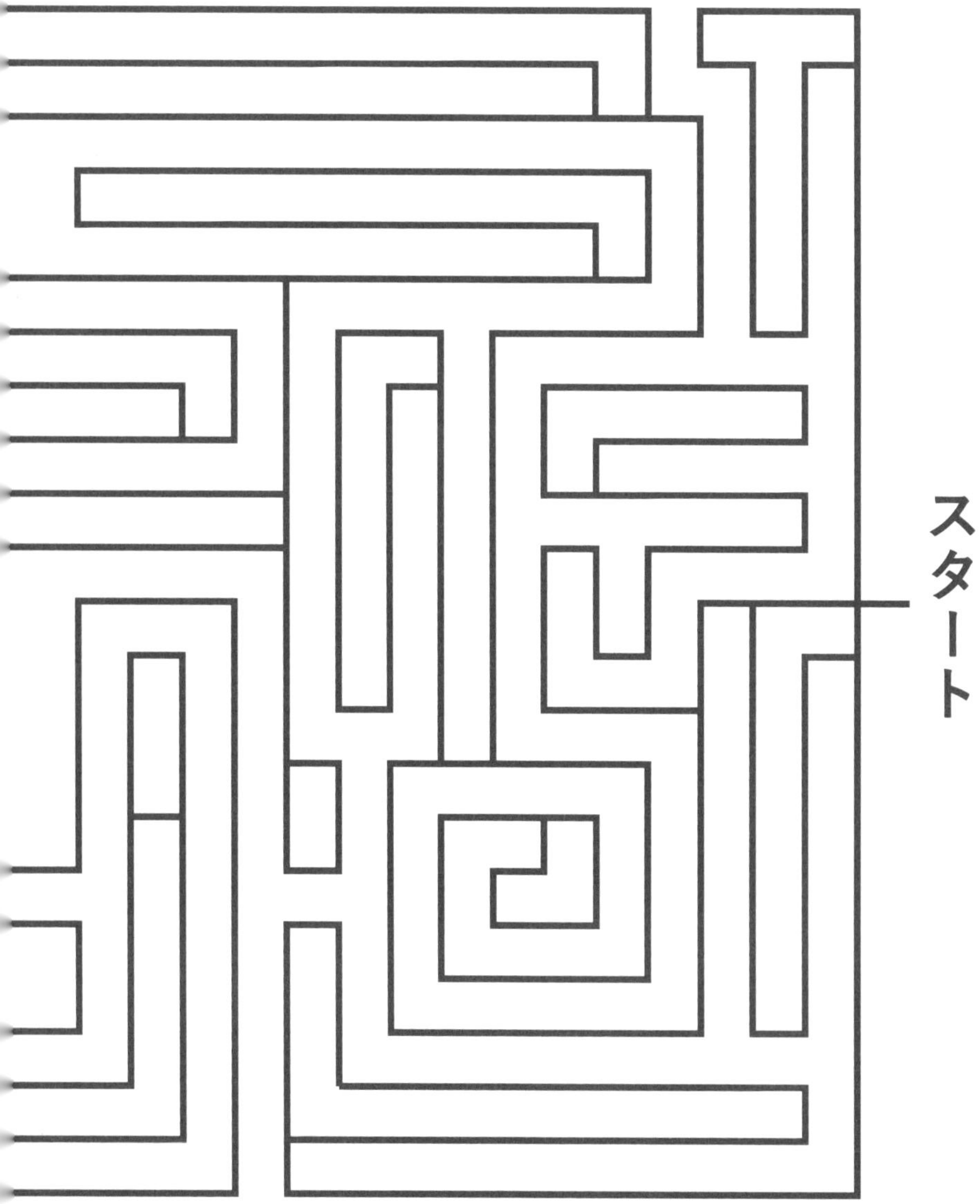

**〈迷路を選ぶときの注意点〉**どんな迷路でも効果があるわけではありません。道が細かすぎるものや、迷路のサイズ自体が小さくて同じようなところをジーッと見ないとできないものはNG。また、指でルートを辿って迷路を解くのもトレーニングにならないので、効果がないといえます。「四方八方にルートがわかれていて、細かすぎない迷路」を「視線だけで辿って、できるだけ早く解く」のであれば、視力回復効果がのぞめるでしょう。

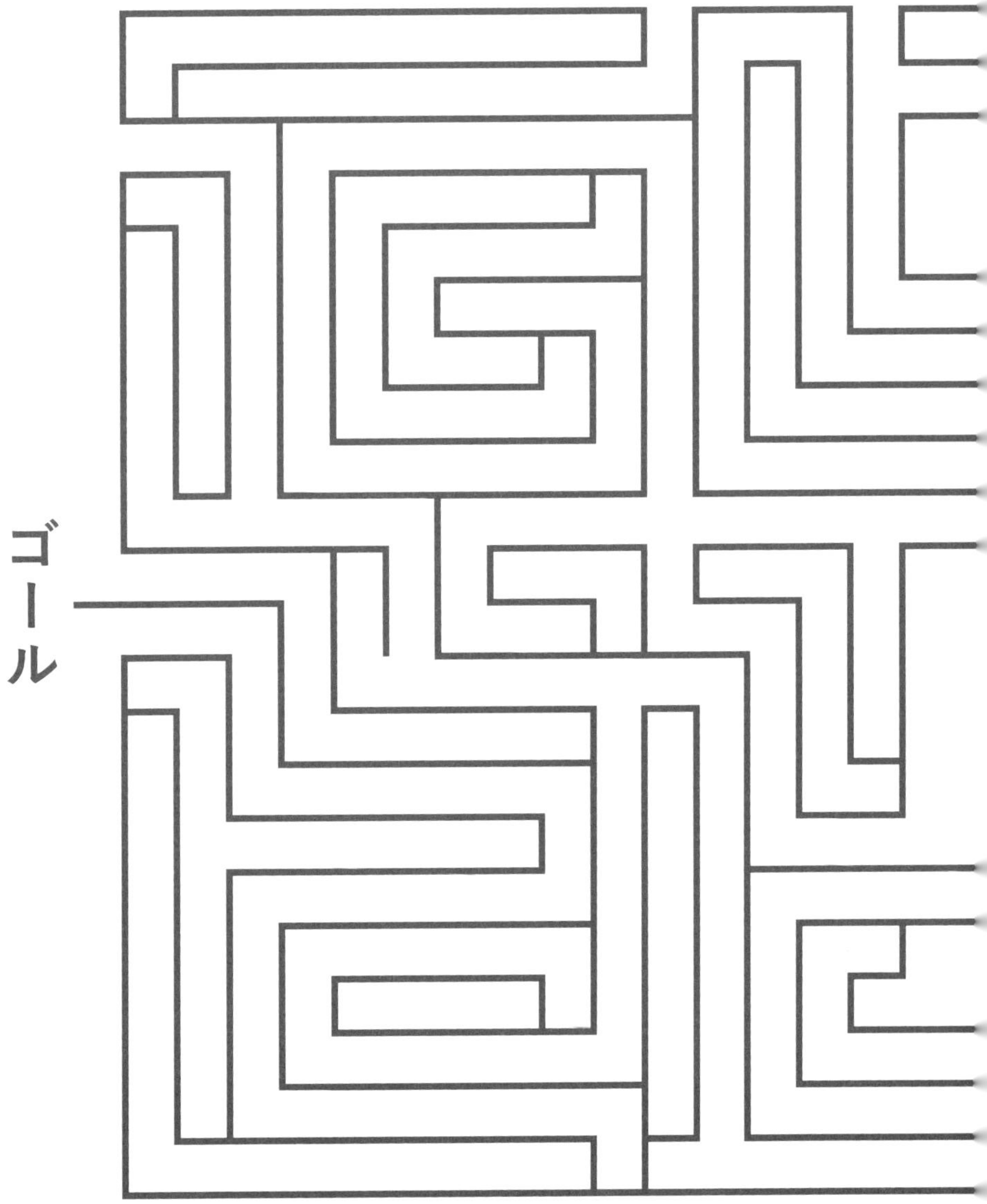



迷路の答えは94ページ

## コラム② 目をよくする習慣を取り入れよう

ここからは日常生活の中で、少し時間ができたときにできる「目をよくする習慣」をお伝えします。①の「遠くと近くを交互に素早く見る習慣」は、効果的な毛様体筋トレーニングになるので、老眼に悩んでいる方はぜひ挑戦してみましょう。

### 1 遠くと近くを交互に素早く見る

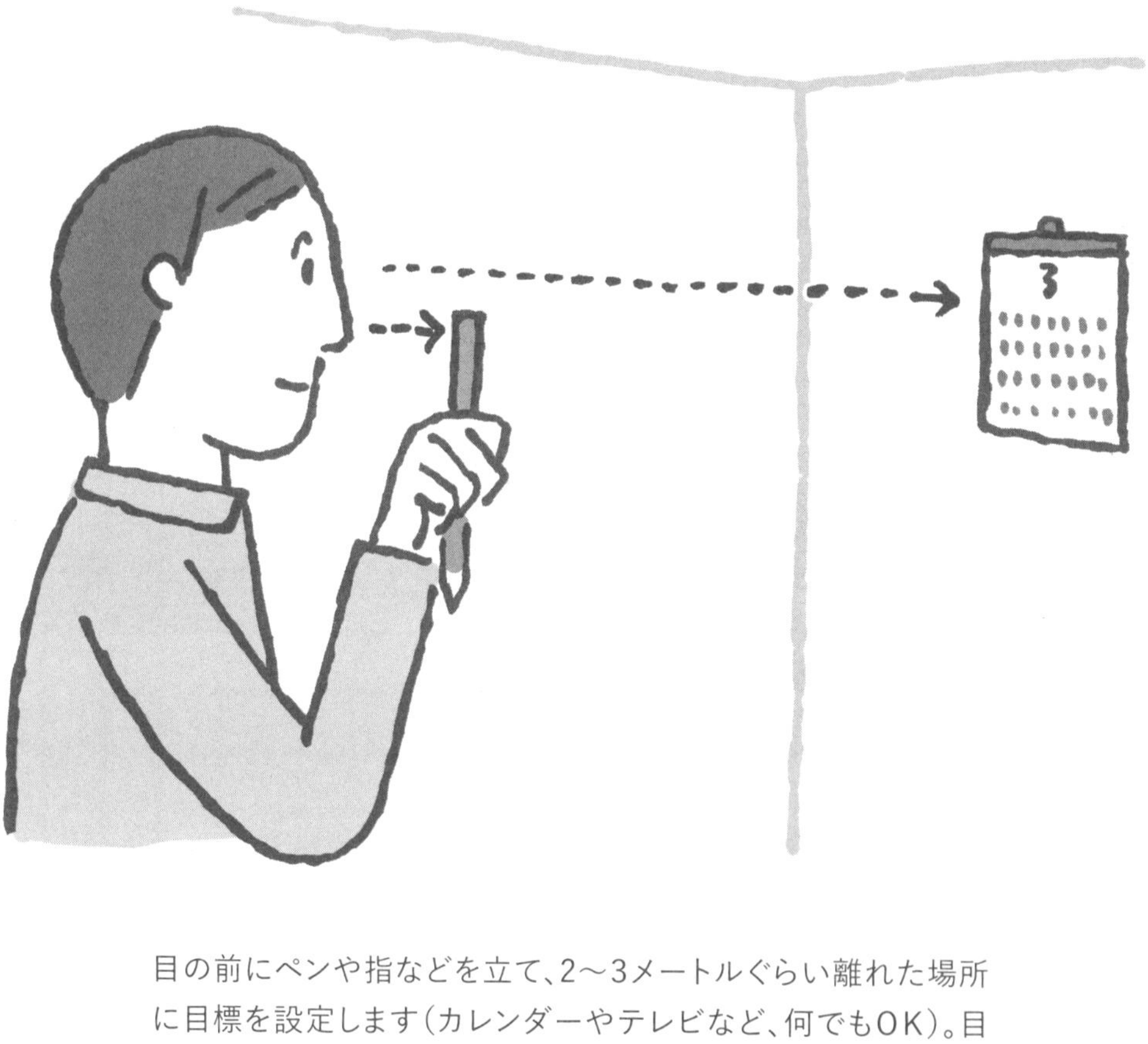


目の前にペンや指などを立て、2～3メートルぐらい離れた場所に目標を設定します（カレンダーやテレビなど、何でもOK）。目の前の目標と、離れた場所にある目標を交互に素早く見ましょう。まずは10秒間、続けてみてください。慣れてきたら徐々に見る時間と、目標までの距離をのばしていきましょう。

## 2 左右に開く両手を顔を動かさずに見る

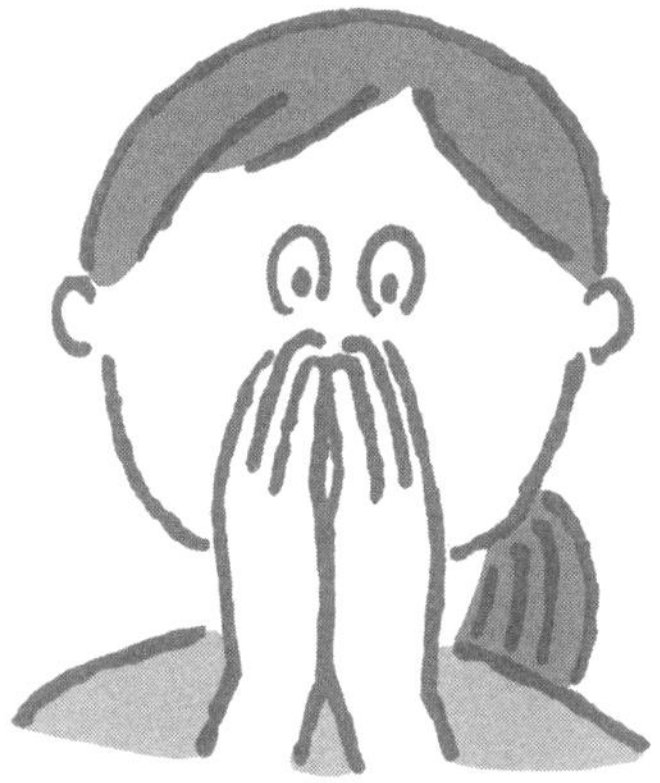

❶

顔の前で手を合わせます。人差し指が目の前20〜30センチの位置にくるように。

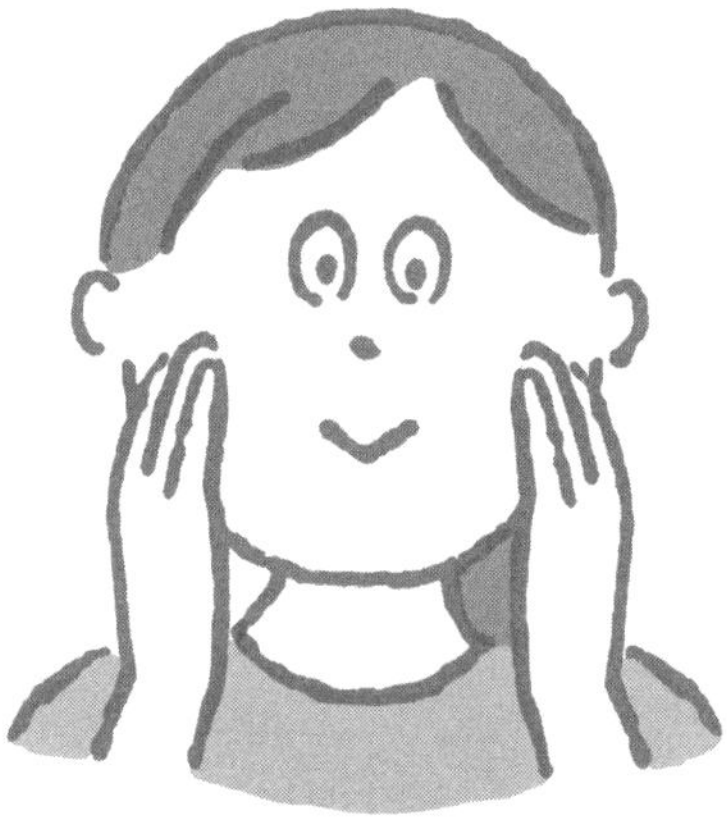

❷

合わせた手を徐々に左右に開きます。

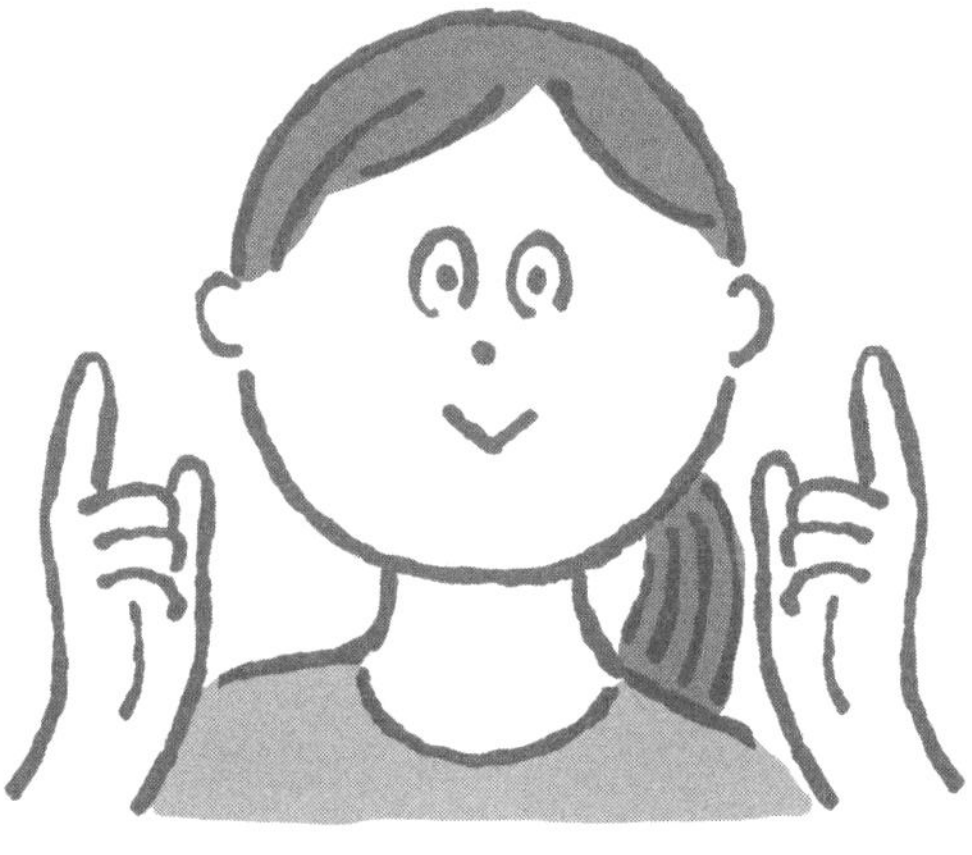

❸

両手が顔の横あたりまで開いたら、こぶしを握って、人差し指だけを立てましょう。手を左右に開きながら、真正面を向いたまま、両方の指の先端を見ます。指先がぼやけるところまでいったら、終了。視野を広げるため、少しずつでいいので、両手の間隔を広げるように意識して毎日続けてみましょう。

## 3 上下に開く両手を顔を動かさずに見る

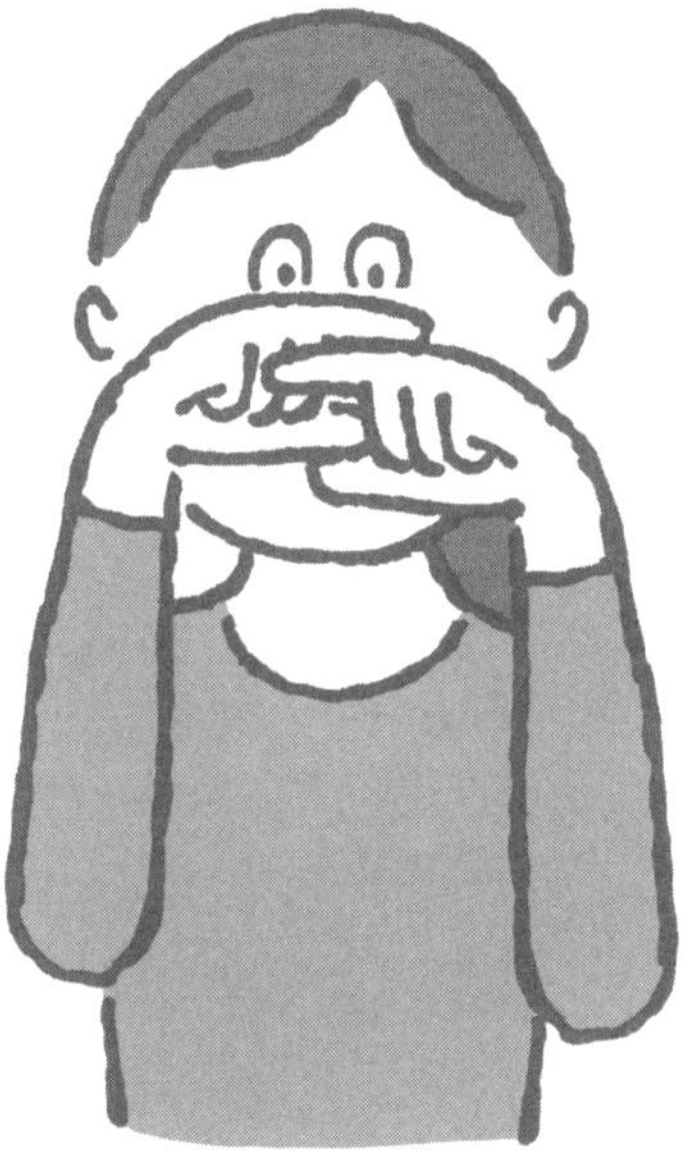

❶

顔の前で、両手の人差し指を水平にします。

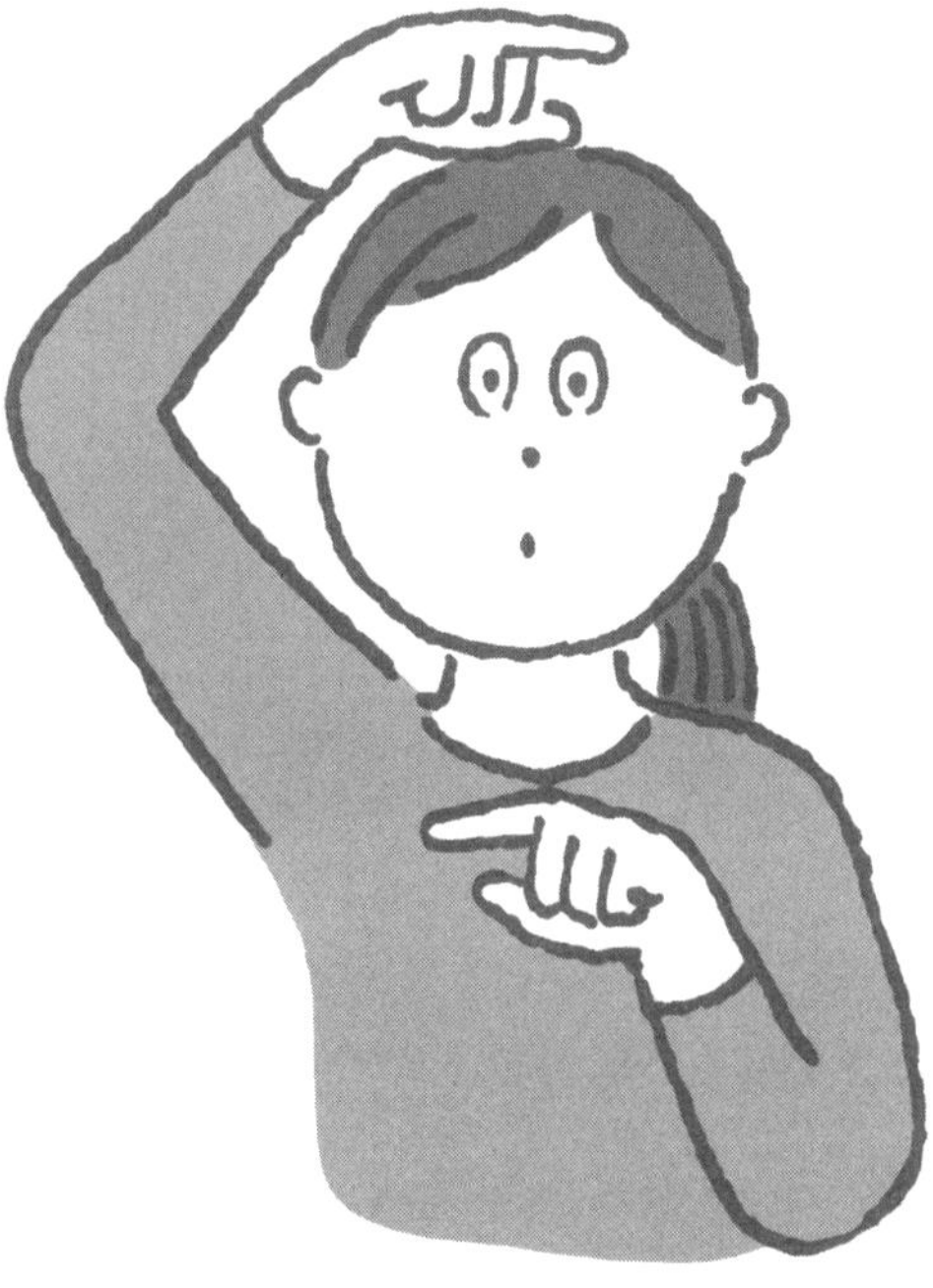

❷

人差し指を水平にした状態で、手を上下に徐々に開きます。真正面を向いたまま、両手の指の先を見ましょう。指先がぼやけるところまでいったら、終了。

　視野を広げるため、少しずつ、両手の間隔を広げるよう意識して、毎日かかさず挑戦してみましょう。

# 「まちがい探し」の答え

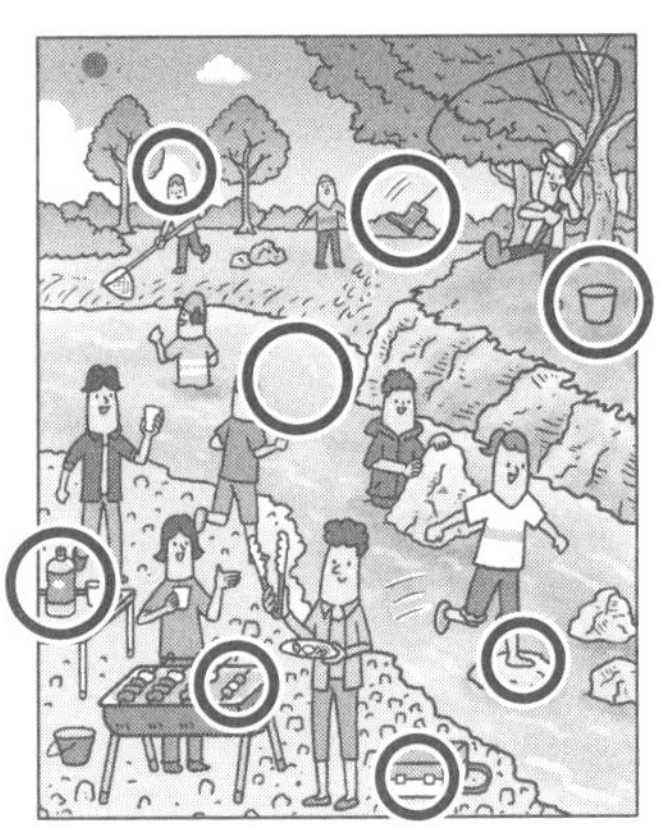

まちがい探し ❷
（P14-15）の答え

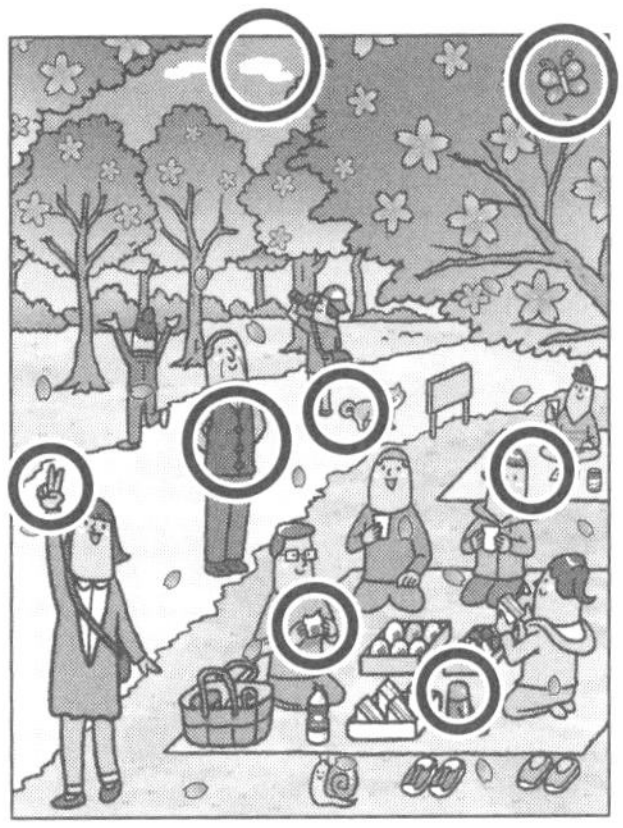

まちがい探し ❶
（P12-13）の答え

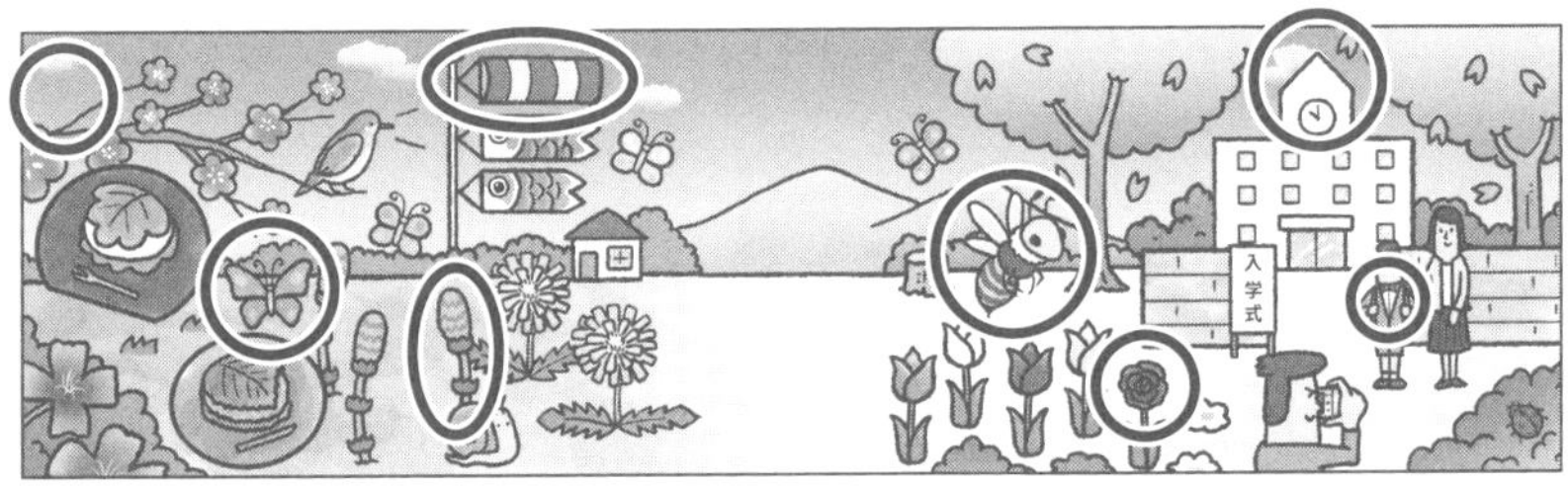


まちがい探し ❸
（P16-17）の答え

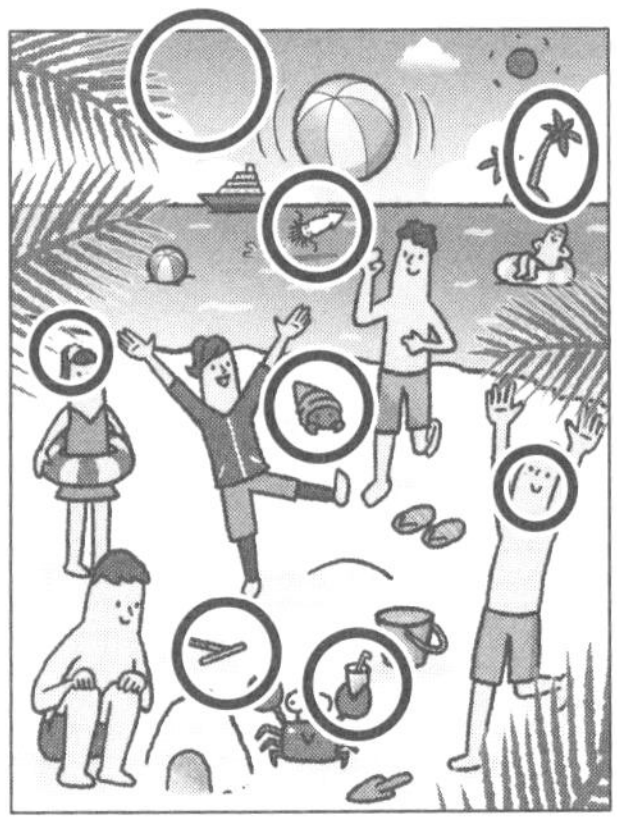

まちがい探し ❺
（P20-21）の答え

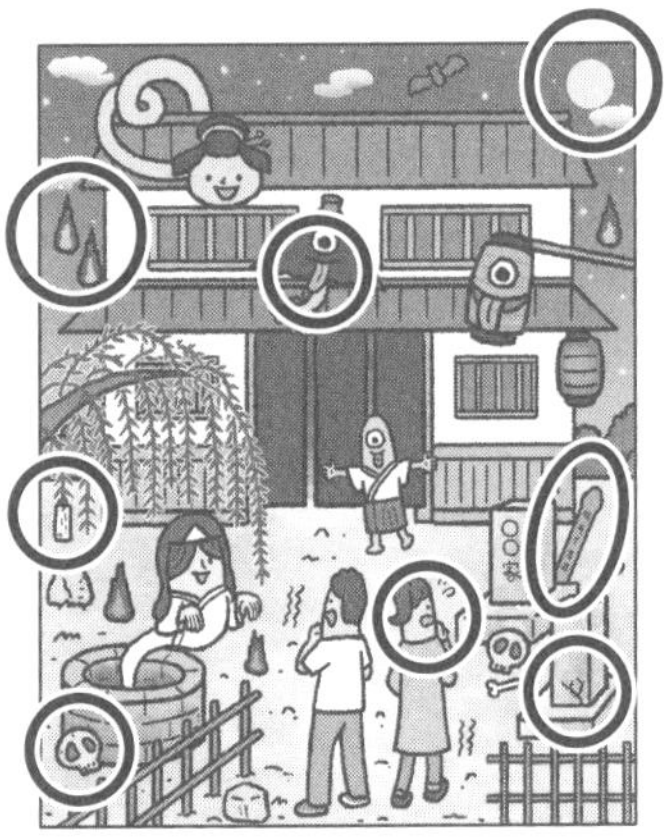

まちがい探し ❹
（P18-19）の答え

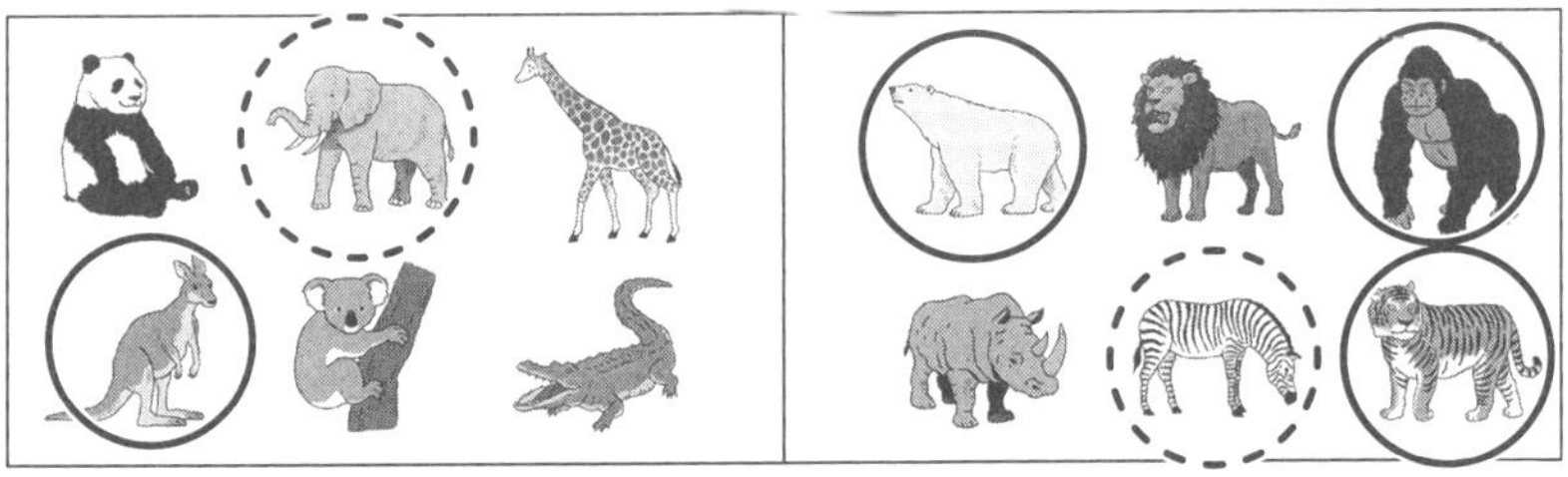

まちがい探し ❻
（P22-23）の答え

① 位置がちがうもの ○

② 絵がちがうもの ◌

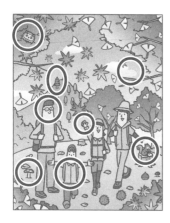

まちがい探し 8

(P26-27)の答え

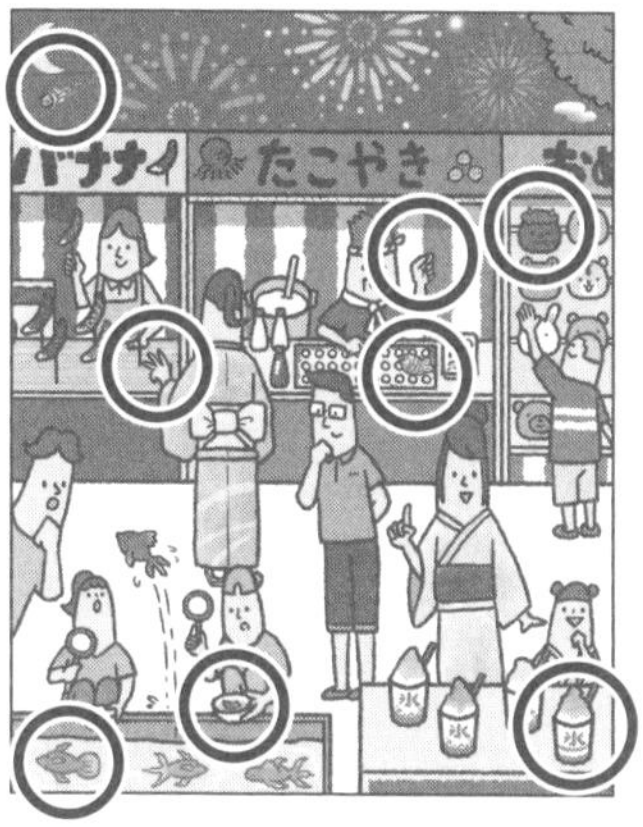


まちがい探し 7

(P24-25)の答え

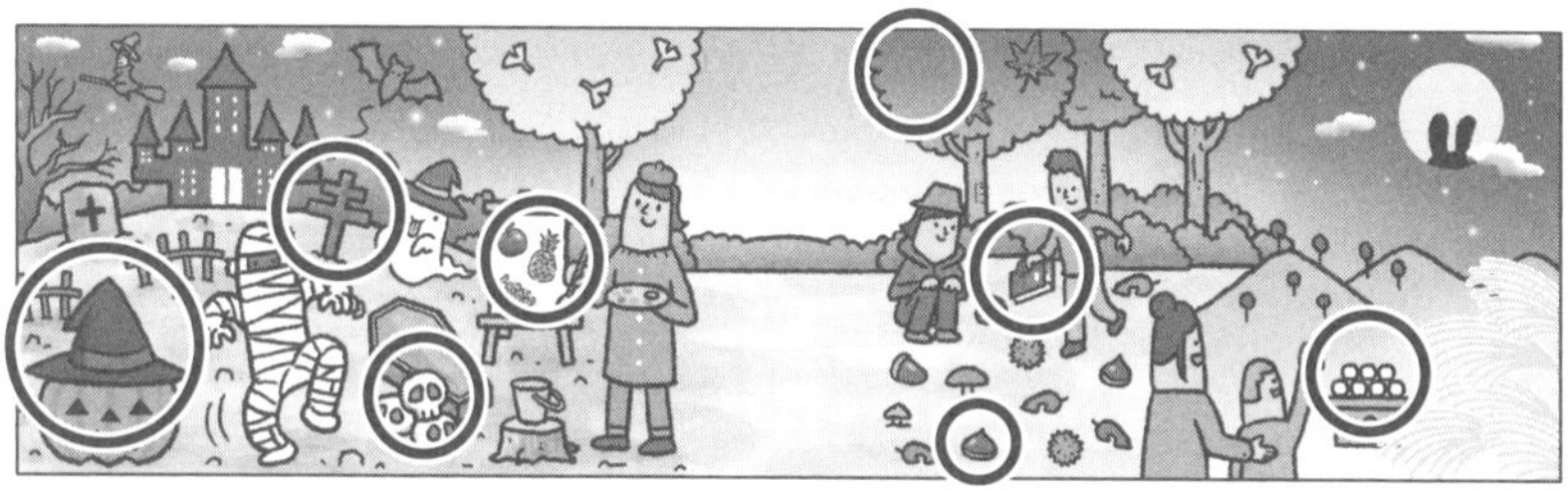

まちがい探し 9

(P28-29)の答え

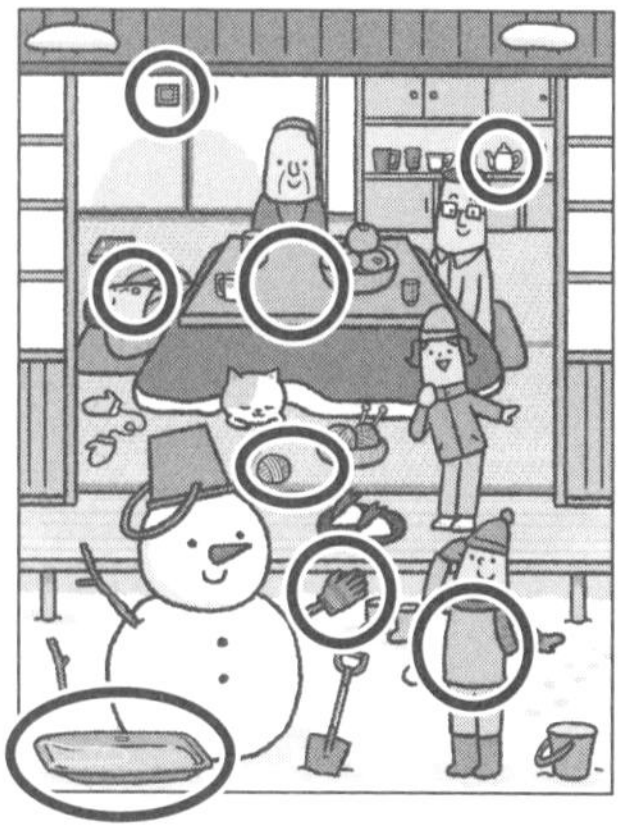

まちがい探し 11

(P32-33)の答え

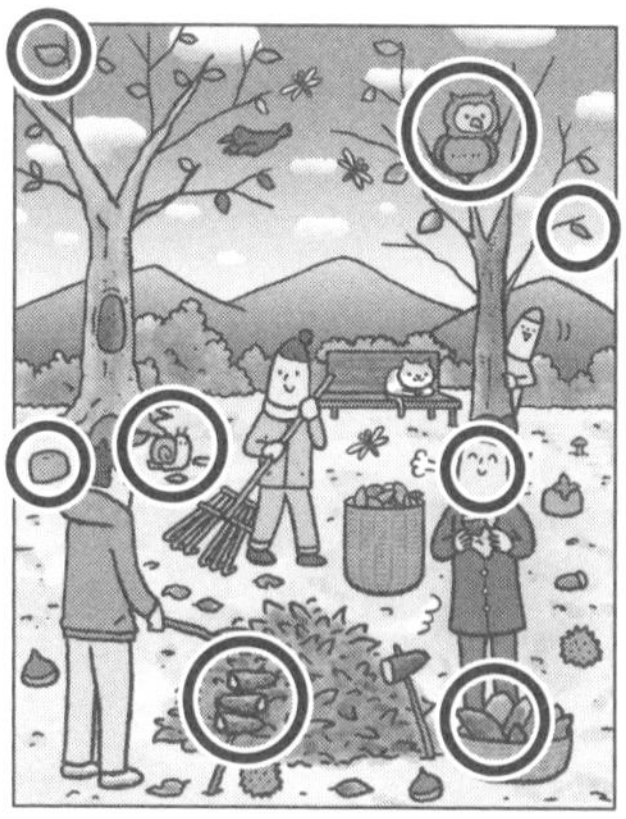

まちがい探し 10

(P30-31)の答え

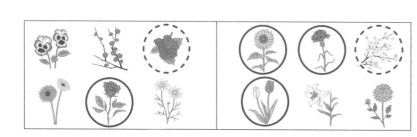

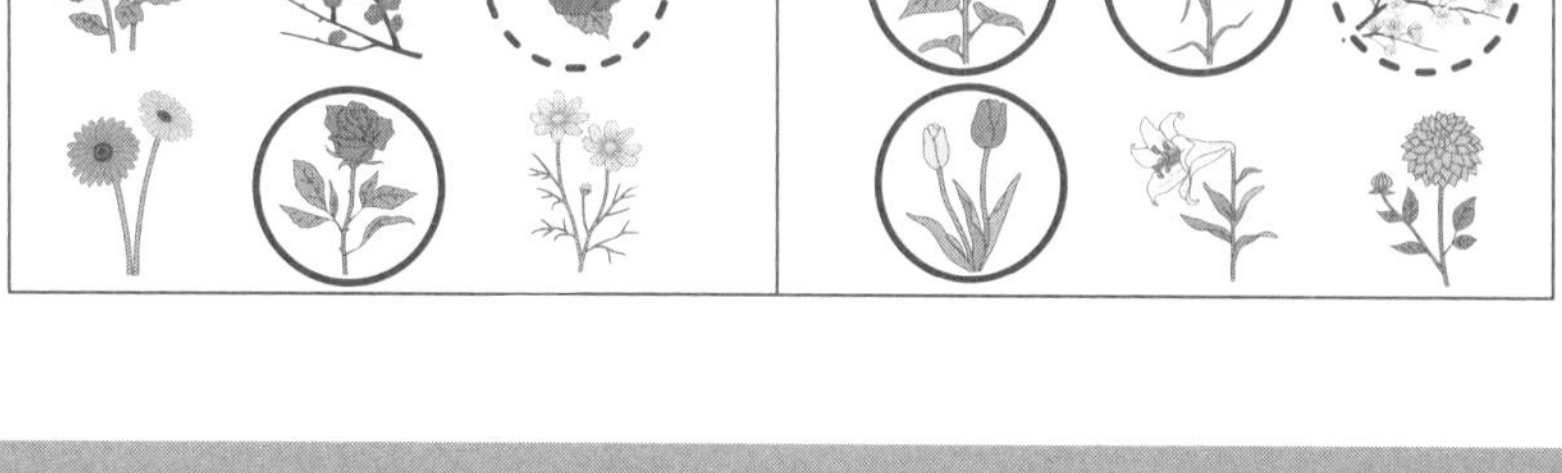

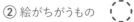

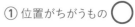

まちがい探し 12

(P34-35)の答え

① 位置がちがうもの ○

② 絵がちがうもの ◌

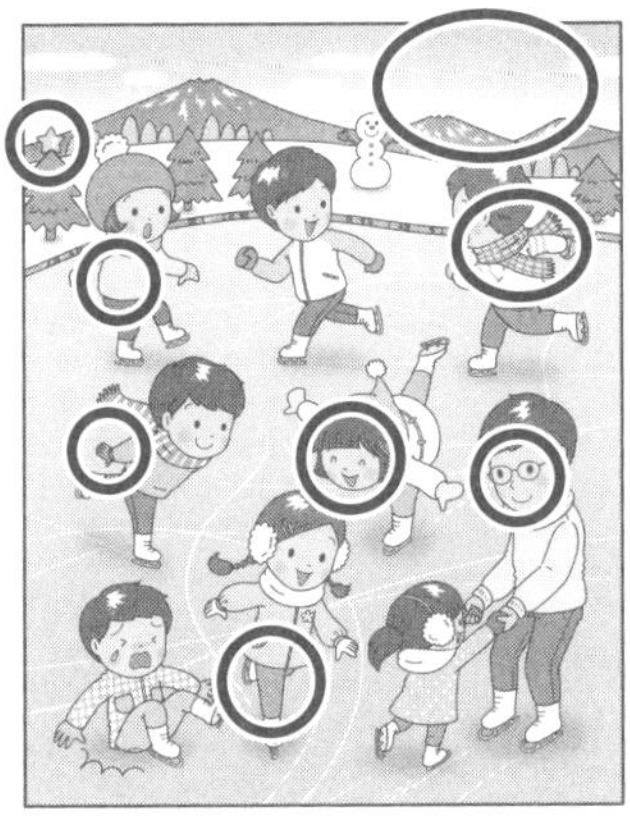

**まちがい探し**
**14**
（P38-39）の答え

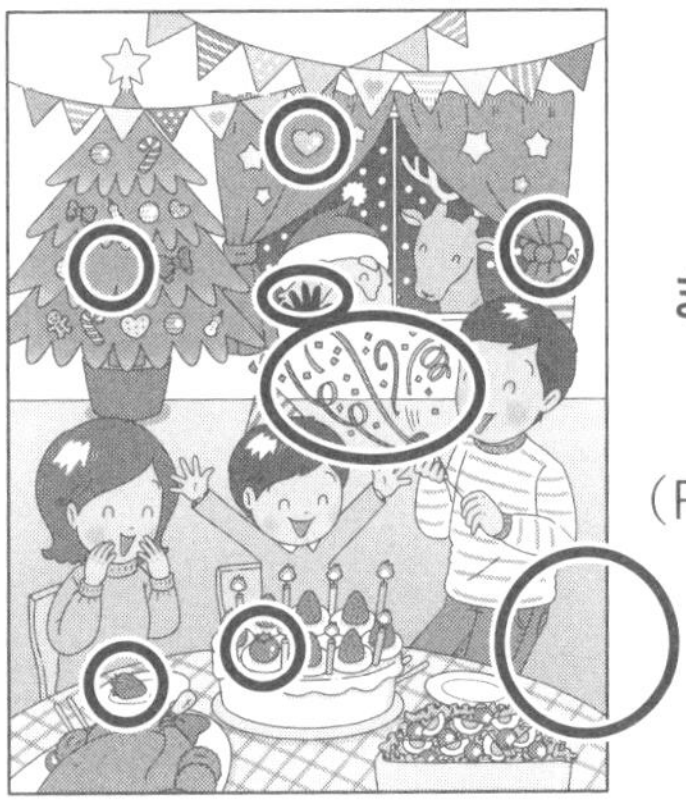

**まちがい探し**
**13**
（P36-37）の答え

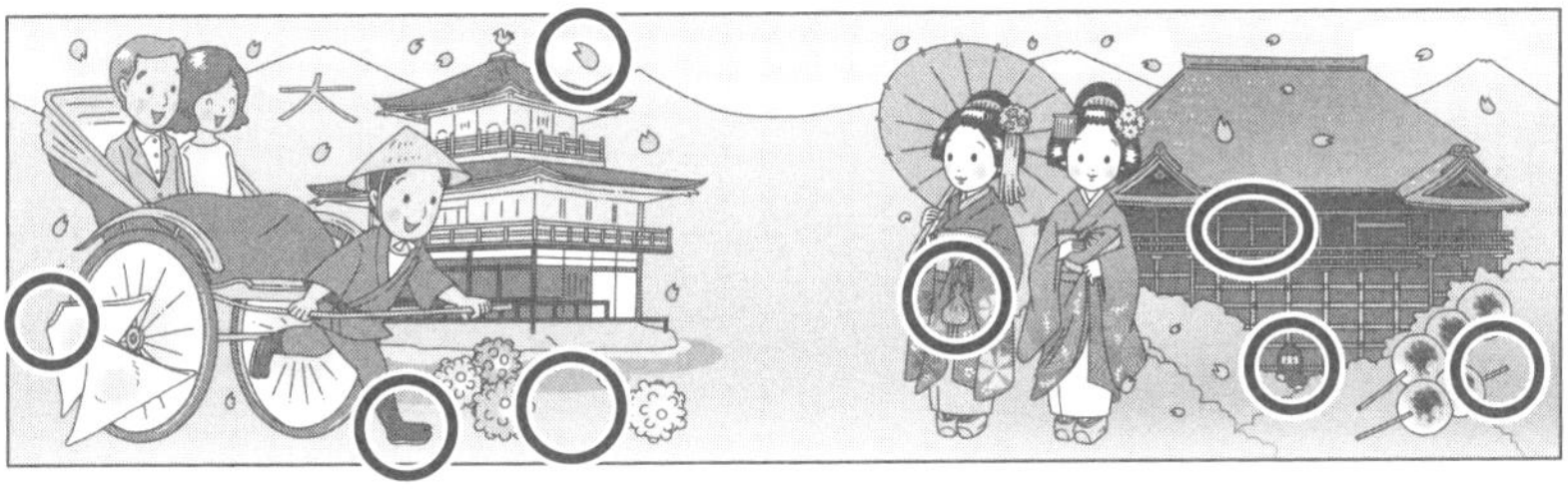

**まちがい探し 15**
（P40-41）の答え

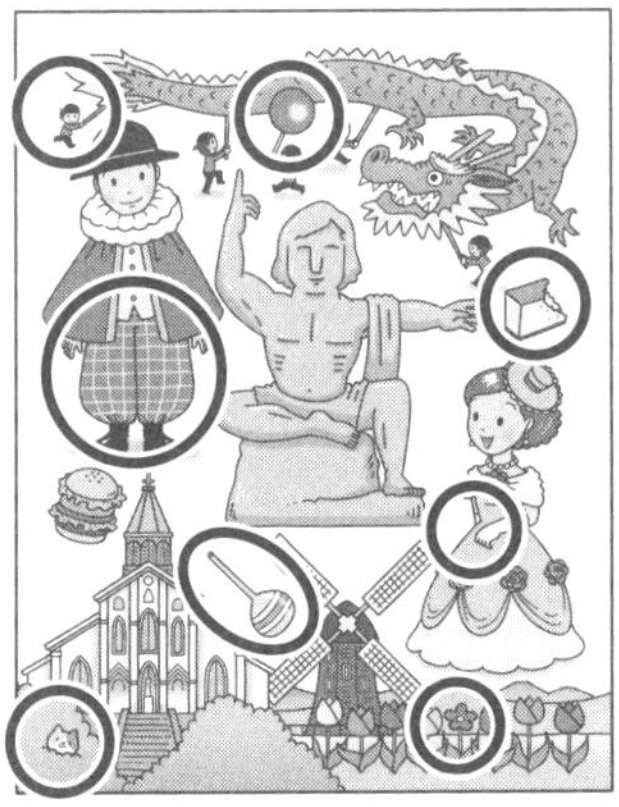

**まちがい探し**
**17**
（P44-45）の答え

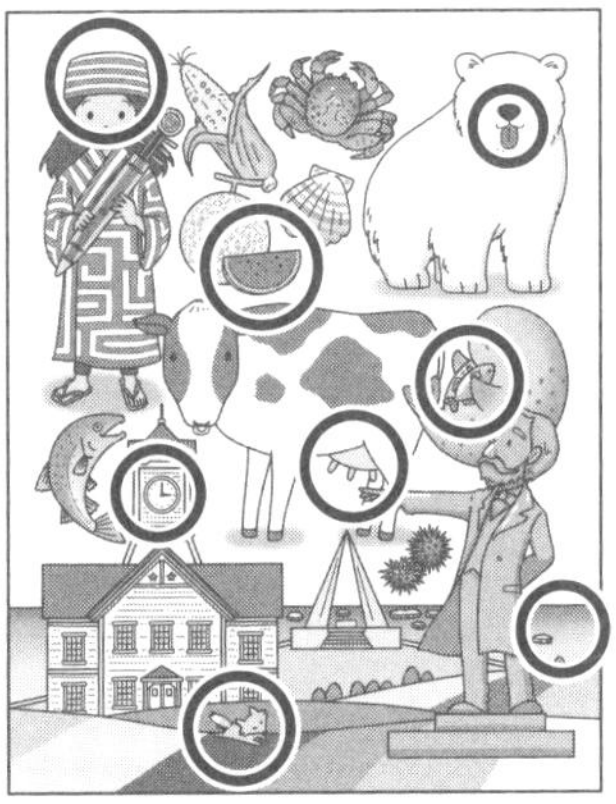

**まちがい探し**
**16**
（P42-43）の答え

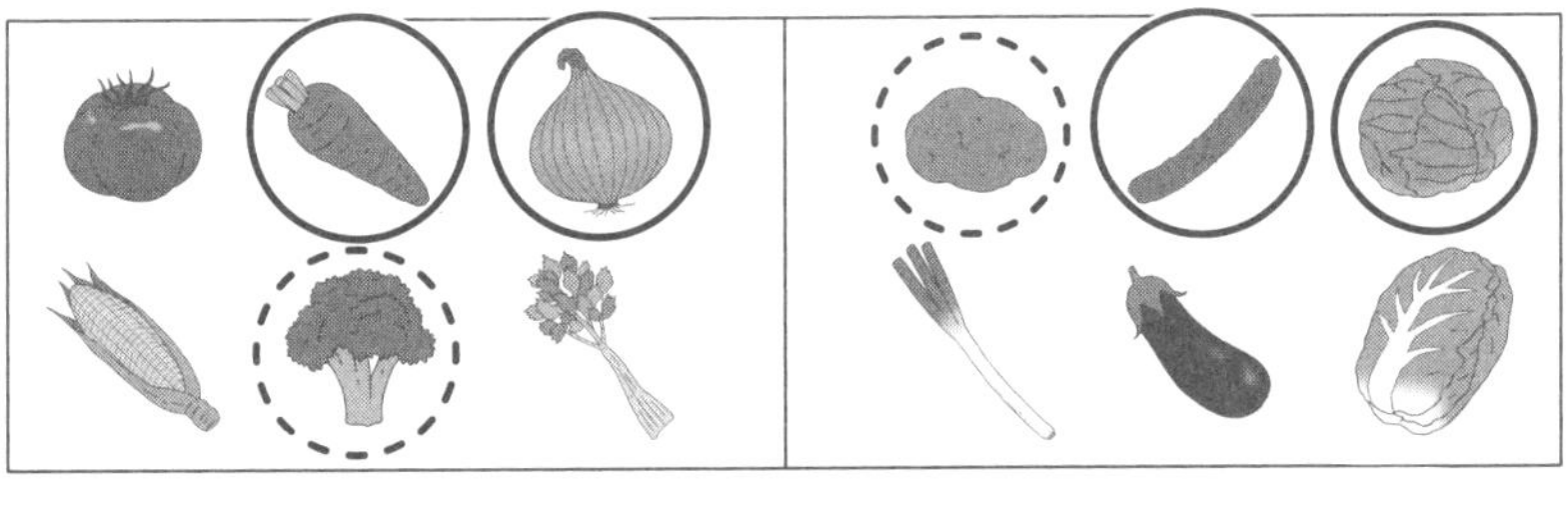

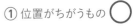

**まちがい探し 18**
（P46-47）の答え

① 位置がちがうもの ○

② 絵がちがうもの ◌

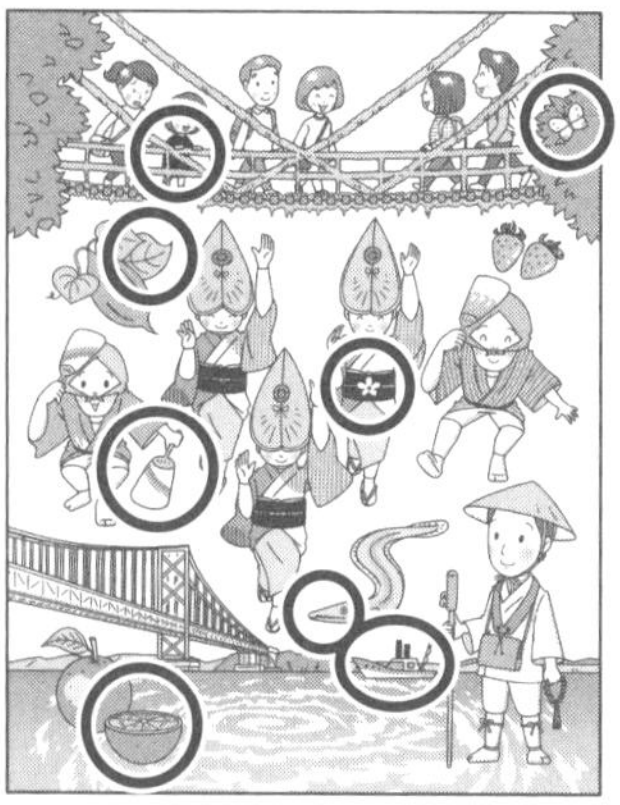

まちがい探し 20

（P50-51）の答え

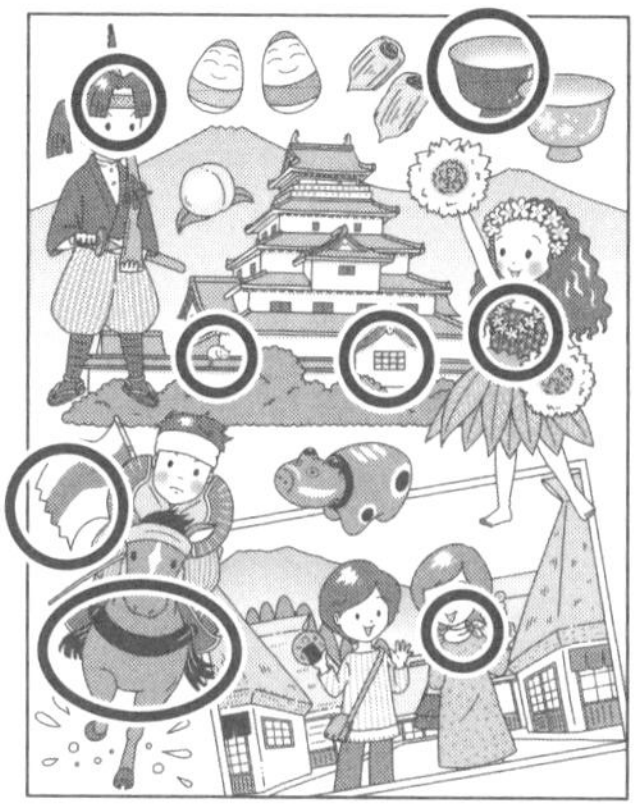

まちがい探し 19

（P48-49）の答え

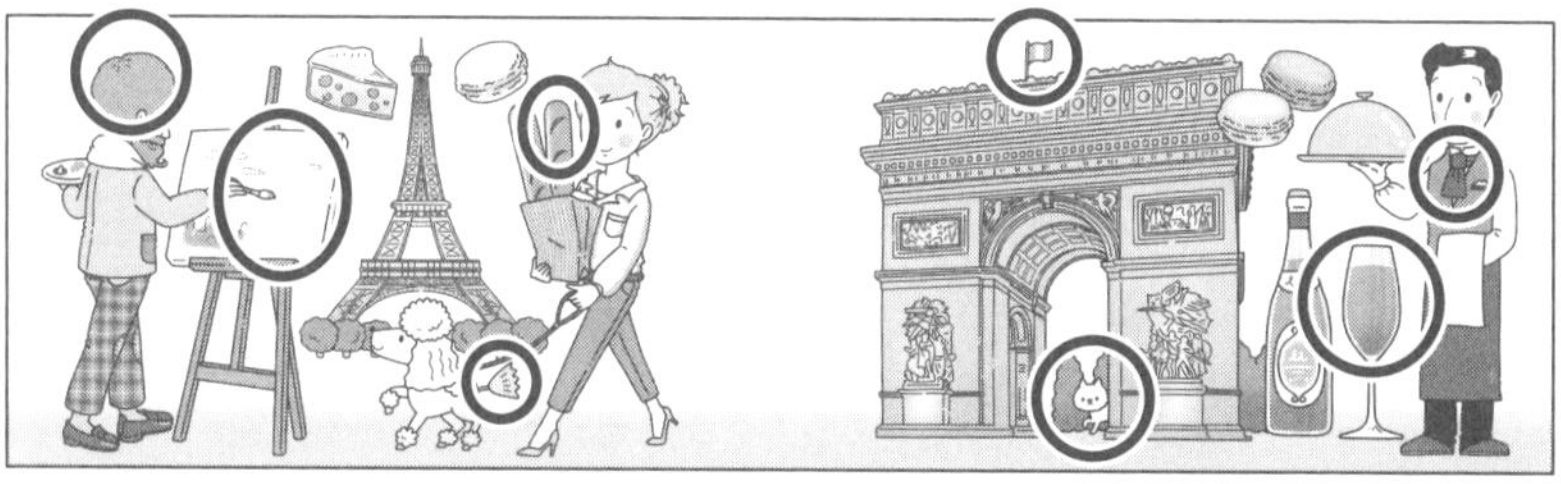

まちがい探し 21

（P52-53）の答え

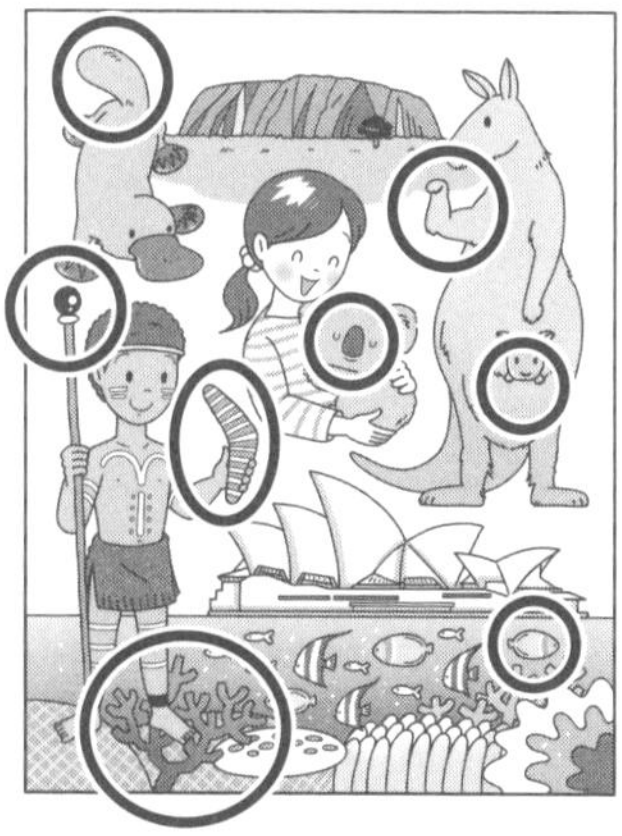

まちがい探し 23

（P56-57）の答え

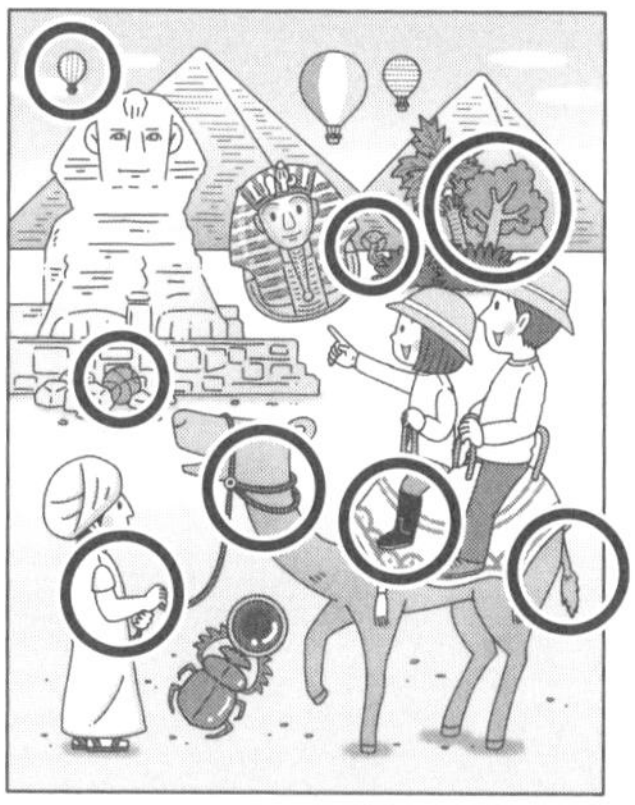

まちがい探し 22

（P54-55）の答え

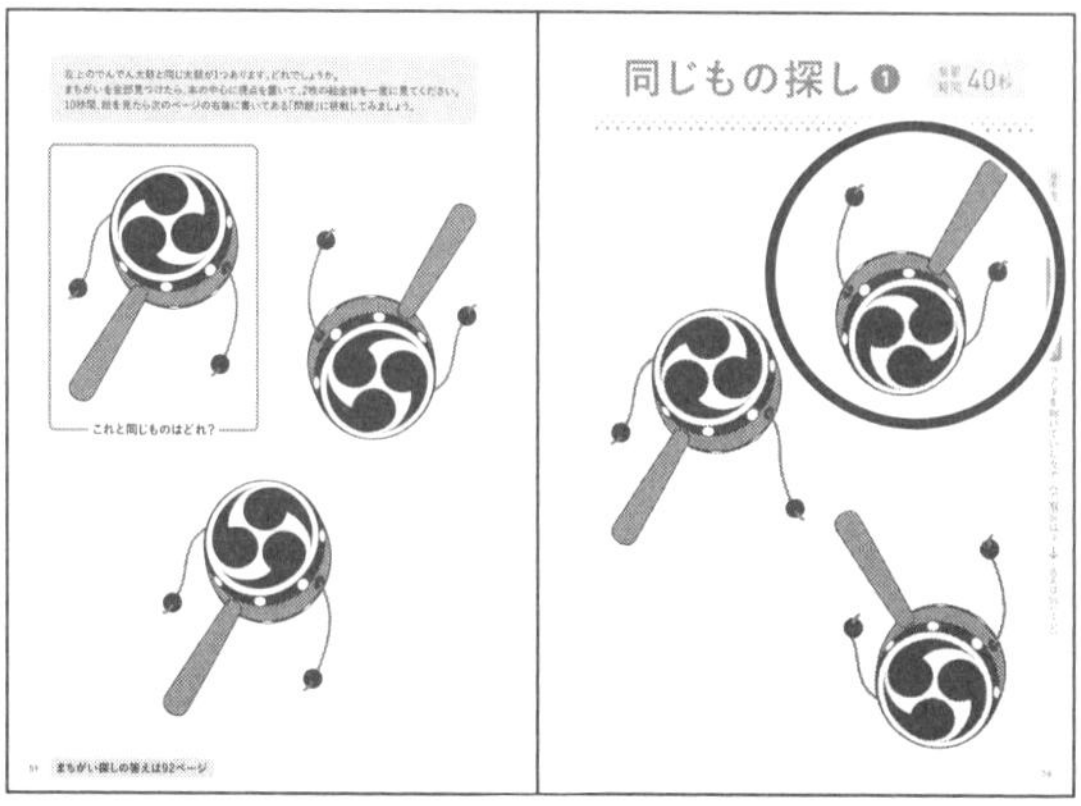


同じもの探し 1

（P58-59）の答え

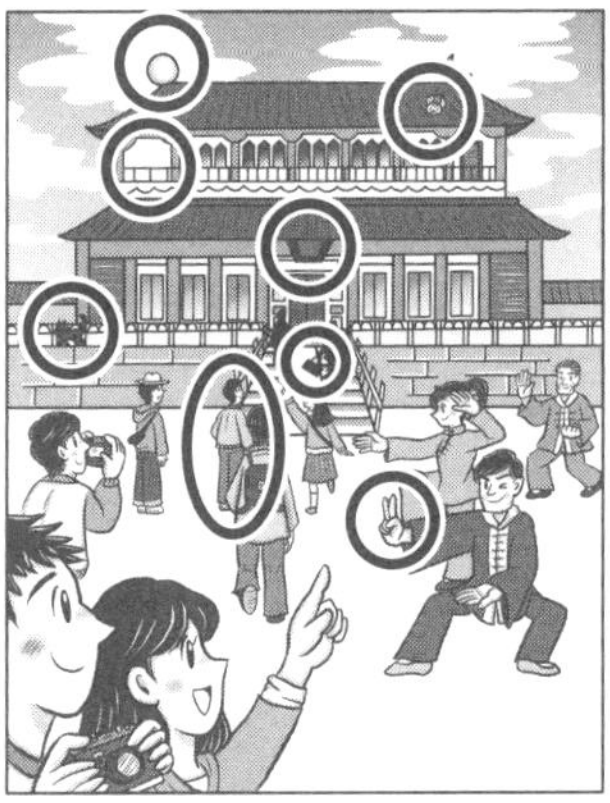

まちがい探し
25
（P62-63）の答え

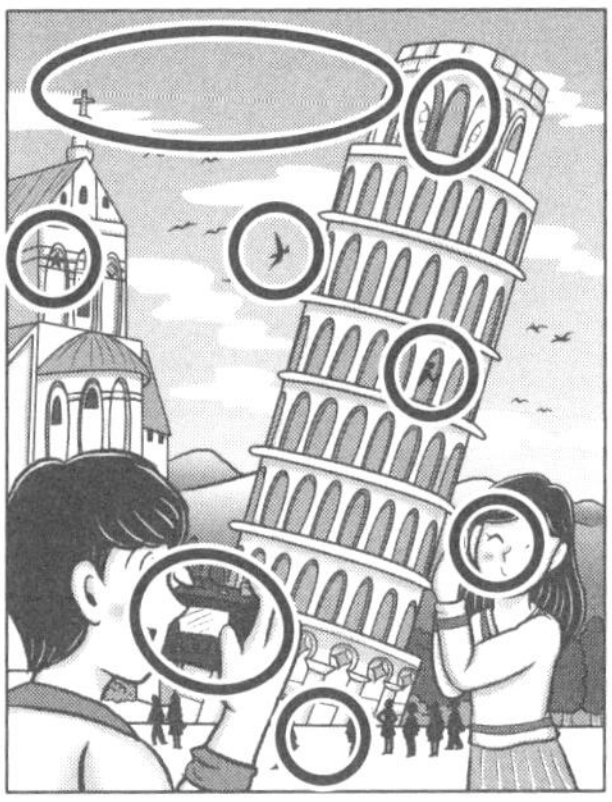

まちがい探し
24
（P60-61）の答え

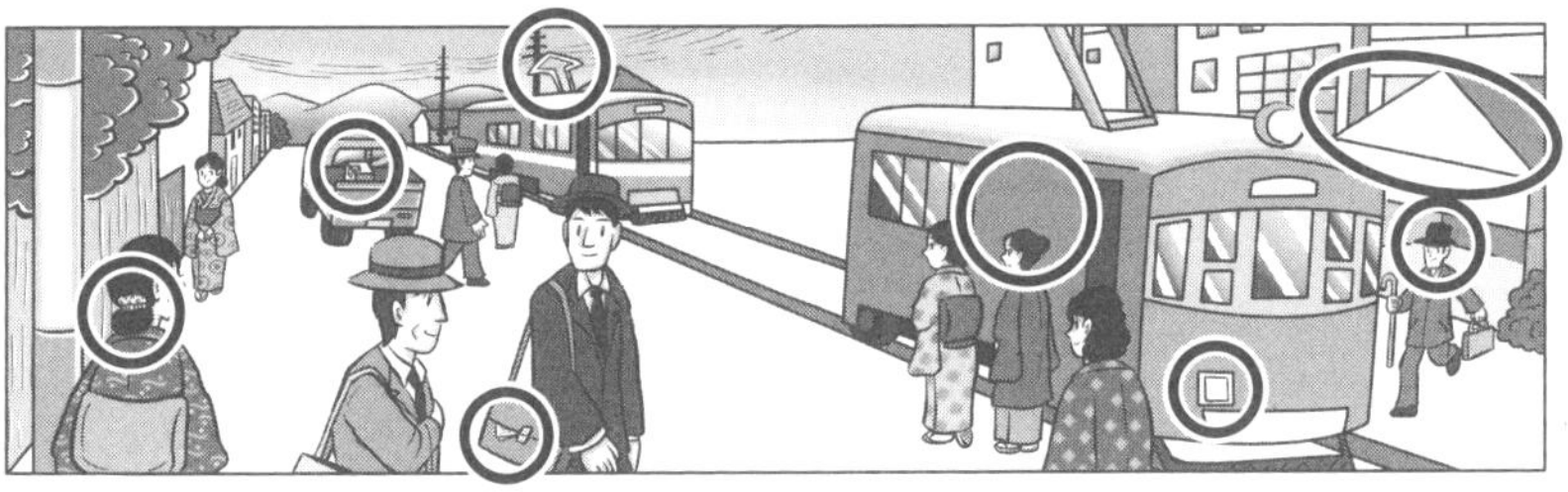

まちがい探し 26
（P64-65）の答え

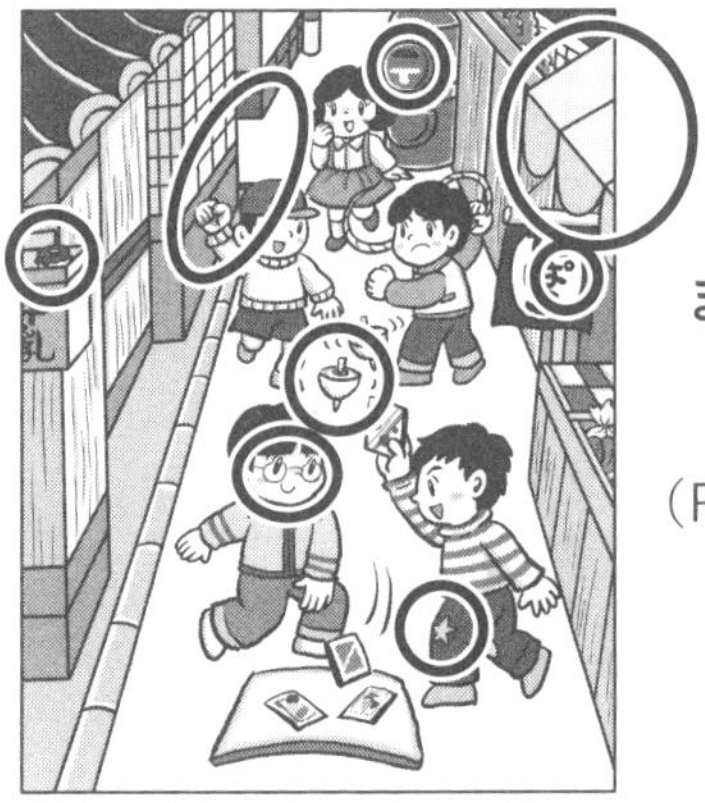

まちがい探し
28
（P68-69）の答え

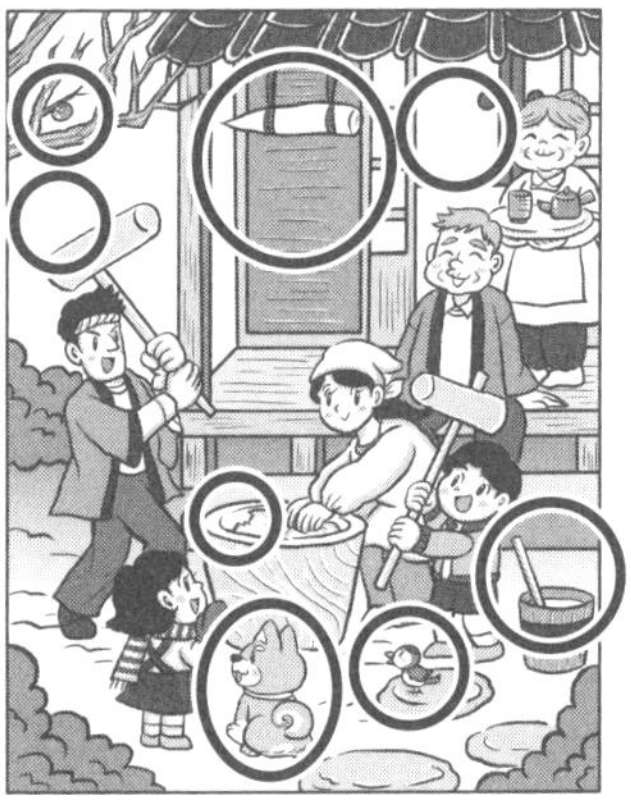

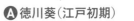

まちがい探し
27
（P66-67）の答え

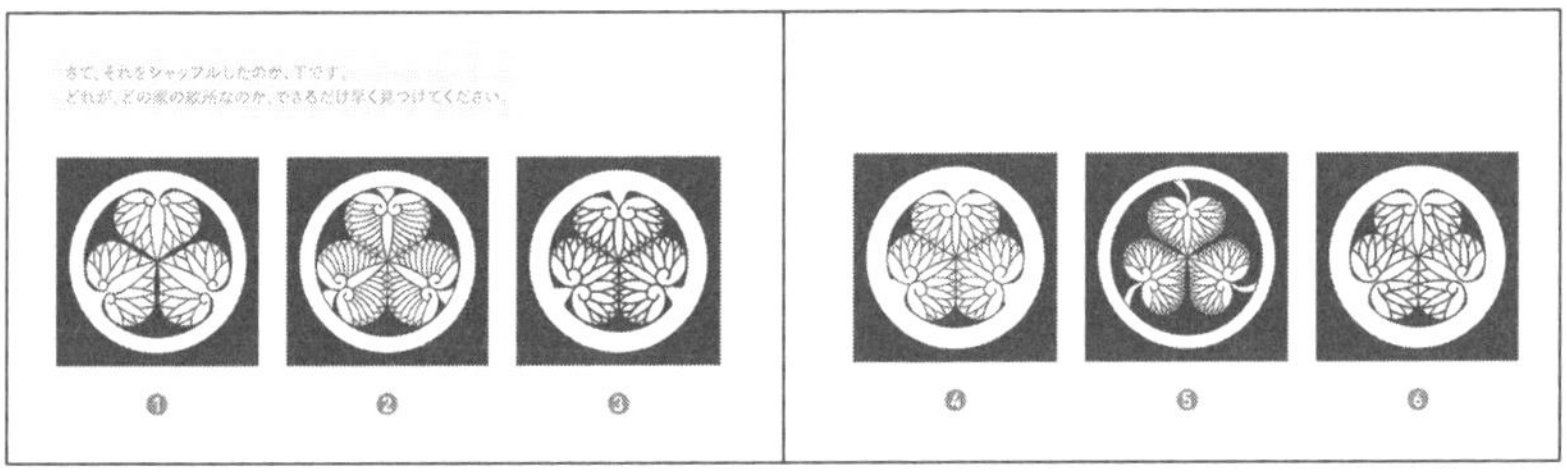


家紋探し
（P70-71）の答え

❶ ↓ Ⓑ徳川葵（江戸後期）
❷ ↓ Ⓕ会津三葵（会津松平家）
❸ ↓ Ⓓ紀州葵（紀州徳川家）
❹ ↓ Ⓔ水戸三つ葵（水戸徳川家）
❺ ↓ Ⓐ徳川葵（江戸初期）（徳川家康から家光まで使用）
❻ ↓ Ⓒ尾州葵（尾張徳川家）

## まちがい探し 30
(P74-75)の答え

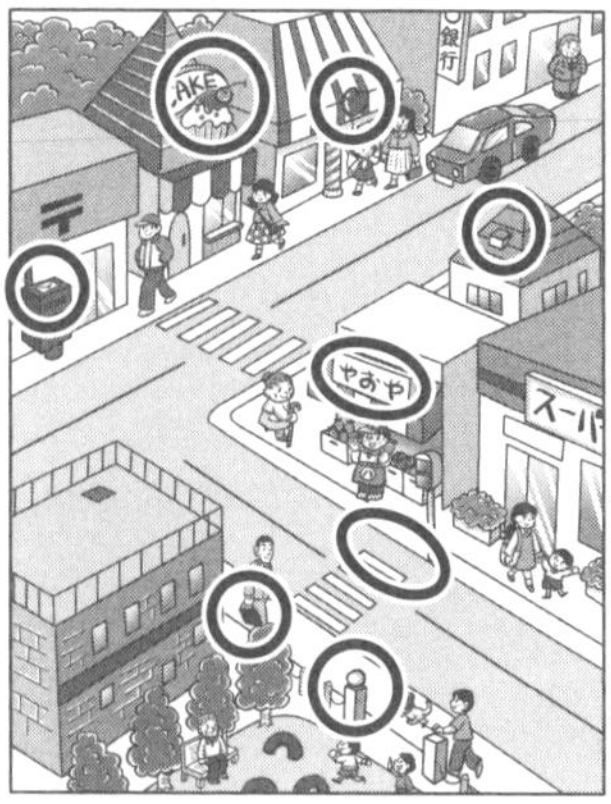


## まちがい探し 29
(P72-73)の答え

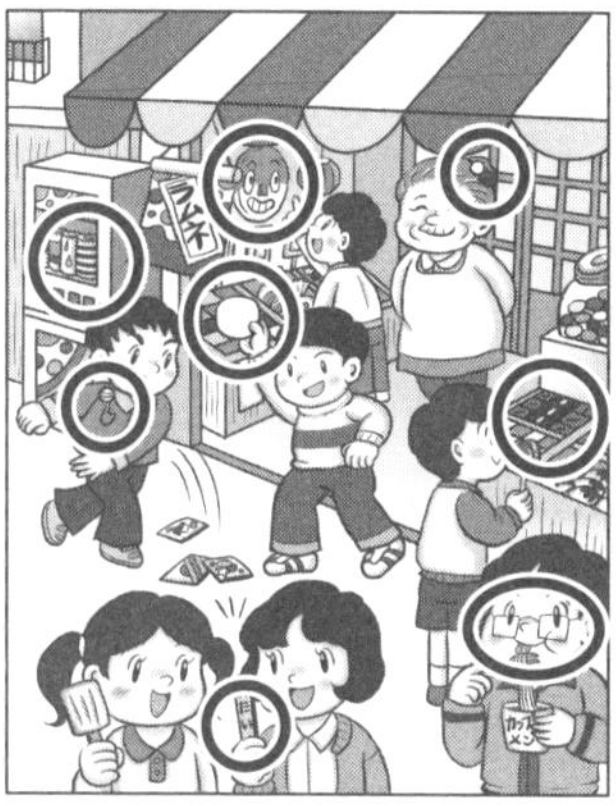

## まちがい探し 31
(P76-77)の答え

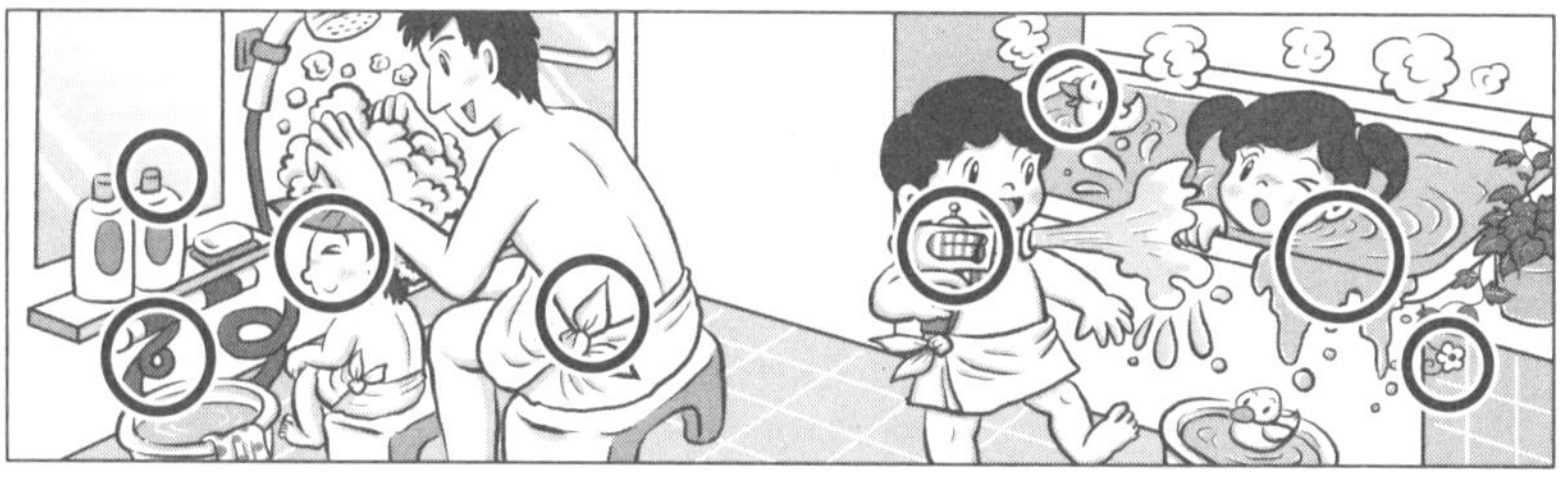

## まちがい探し 33
(P80-81)の答え

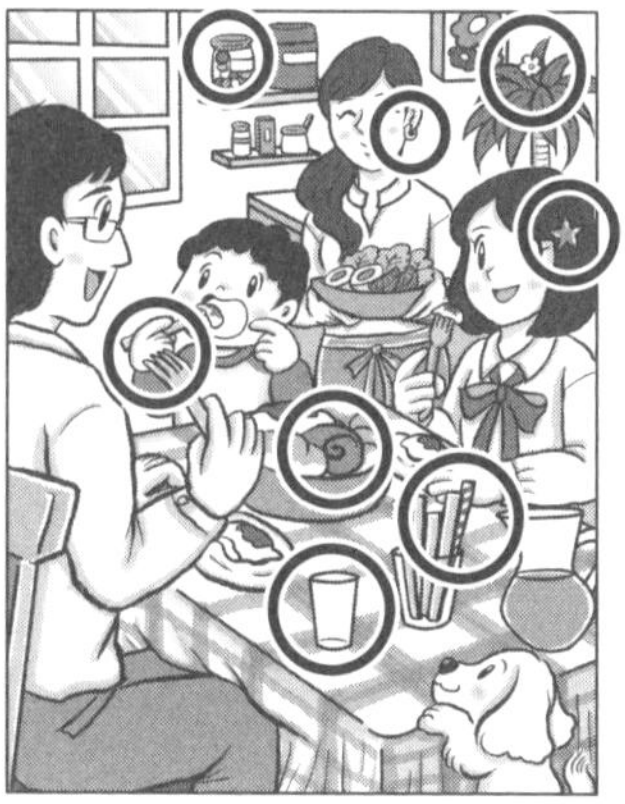

## まちがい探し 32
(P78-79)の答え

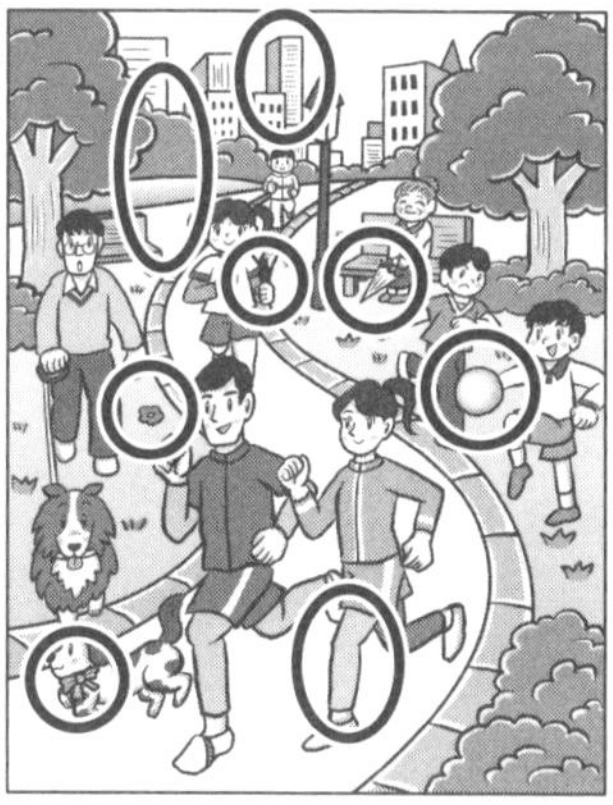

## コラム 1
(P84-85)の答え

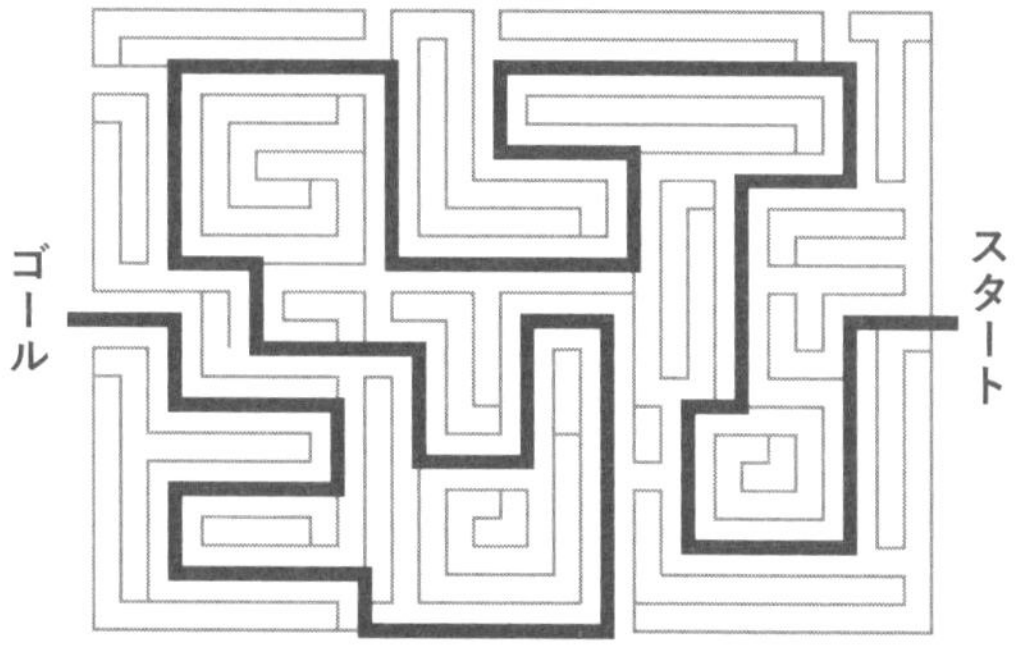


## 同じもの探し 2
(P82-83)の答え

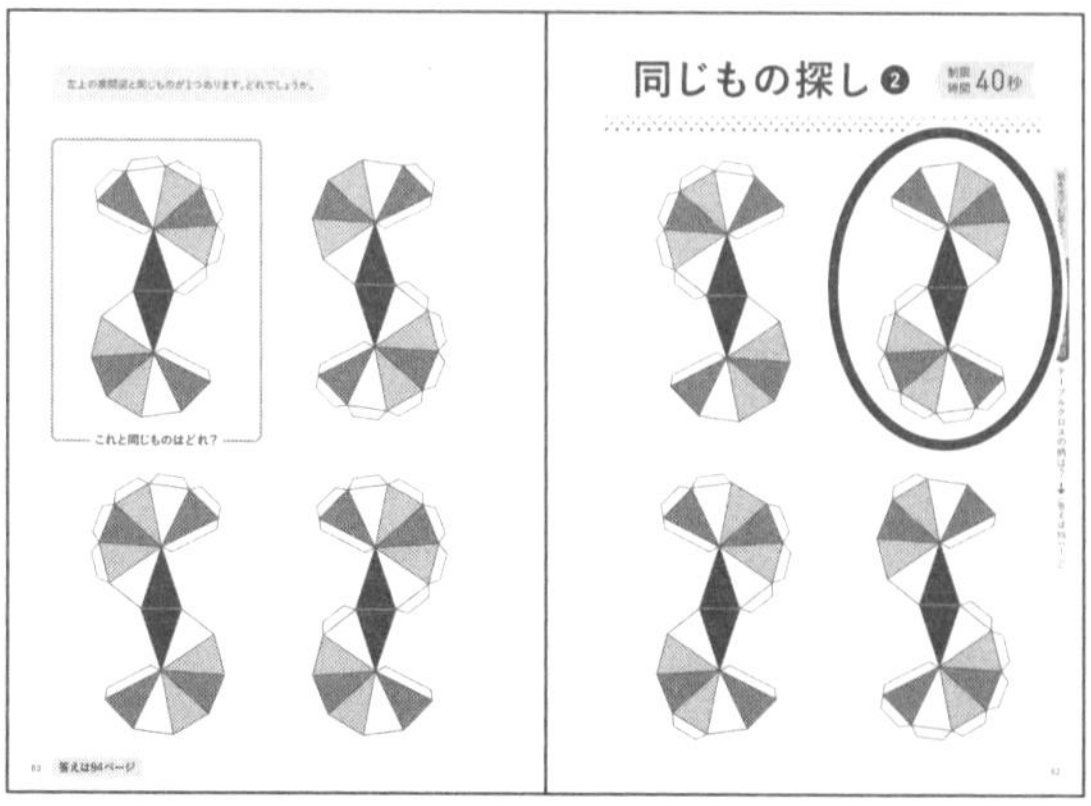

# 「問題」の答え

12～13ページの問題

5人

14～15ページの問題

3人

16～17ページの問題

入学式

18～19ページの問題

いた

20～21ページの問題

黄緑

22～23ページの問題

いない

24～25ページの問題

3人

26～27ページの問題

1人

28～29ページの問題

飛んでいない

30～31ページの問題

いない

32～33ページの問題

青

34～35ページの問題

紫

36～37ページの問題

青のボーダー

38～39ページの問題

ピンク

40～41ページの問題

ない

42～43ページの問題

クラーク博士

44～45ページの問題

右側

46～47ページの問題

ない

48～49ページの問題

いいえ

50～51ページの問題

男の人

52～53ページの問題

プードル

54～55ページの問題

かぶっていた

56～57ページの問題

ボーダーの長袖

58～59ページの問題

右ななめ上

60～61ページの問題

ロングヘア

62～63ページの問題

2人

64～65ページの問題

4人

66～67ページの問題

急須と湯呑

68～69ページの問題

4人

72～73ページの問題

4本

74～75ページの問題

1台

76～77ページの問題

アヒルの人形

78～79ページの問題

履いていない

80～81ページの問題

チェック柄

**◆著者紹介◆**

**若桜木虔〈わかさきけん〉**

1947年静岡県生まれ。東京大学大学院生物系博士課程（遺伝学専攻）修了。速読法の指導をしているときに、多くの生徒の視力が向上していることに気づき、「視力回復トレーニング」の理論をまとめ、その効果を伝えている。専門であった遺伝学の知識を生かし、医学・遺伝学・健康法に関する著書を多く執筆した実績を持つ。

また、作家としても活躍。筆名を使い分けて800冊以上の著作がある。作家の養成にも力をそそいでおり、NHK文化センター町田にて小説家養成講座の講師を務め、50名以上のプロ作家を輩出している。

代表的な著書に『1日1回！ 見るだけで「老眼」はどんどんよくなる』『たった10秒！ 「視力復活」眼筋トレーニング 決定版』（どちらも小社）などがある。

●本文デザイン・DTP…岡崎理恵
●カバーイラスト…ひらいうたの
●本文イラスト…すどうまさゆき
ひらいうたの
みやざきこゆる
瀬川尚志
ササキサキコ

【おまけのまちがい探し】

実は、カバーのイラストと本文のイラスト（40 ～ 41ページ）にはちがうところが１つあります。どこでしょうか。


正解は……

舞妓さんの間にピンクの金平糖がある。


1日《にち》1回《かい》！

目《め》がどんどんよくなるまちがい探《さが》し

2021年 2 月 1 日　第1刷
2023年 3 月 1 日　第7刷

著　者　若《わか》桜《さ》木《き》虔《けん》

発行者　小澤源太郎

責任編集　株式会社 プライム涌光
電話　編集部　03(3203) 2850

発行所　株式会社 青春出版社
東京都新宿区若松町12番1号〒162-0056
振替番号　00190-7-98602
電話　営業部　03(3207)1916

印刷　大日本印刷　　製本　フォーネット社


ISBN978-4-413-11344-1 C0047